河南省卫生健康委员会立项资助项目

治未病
呵护柔弱的幼芽

总主编　郑玉玲

婴幼儿及
学龄前人群未病防治

主编　王　勇
主审　邱保国

河南科学技术出版社
·郑州·

图书在版编目（CIP）数据

治未病. 呵护柔弱的幼芽：婴幼儿及学龄前人群未病防治/郑玉玲总主编；王勇主编. —郑州：河南科学技术出版社，2020.6
ISBN 978-7-5349-9728-0

Ⅰ.①治… Ⅱ.①郑… ②王… Ⅲ.①小儿疾病-防治 Ⅳ.①R4

中国版本图书馆 CIP 数据核字（2019）第 237755 号

出版发行：河南科学技术出版社
地址：郑州市郑东新区祥盛街 27 号　　邮编：450016
电话：0371-65737028　65788628
网址：www. hnstp. cn
策划编辑：马艳茹　高　杨
责任编辑：李晓慧　高　杨
责任校对：牛艳春
整体设计：张　伟
责任印制：朱　飞
印　　刷：河南博雅彩印有限公司
经　　销：全国新华书店
开　　本：720 mm×1 020 mm　1/16　**印张：**16　**字数：**220 千字
版　　次：2020 年 6 月第 1 版　　2020 年 6 月第 1 次印刷
定　　价：56.00 元

如发现印、装质量问题，影响阅读，请与出版社联系并调换。

丛书总编委会名单

本书编委名单

主　　编　王　勇

副 主 编　程传浩　郭庆寅　李志毅　王　红

编　　委　王　勇　程传浩　郭庆寅　李志毅

　　　　　王　红　李向峰　张　建　张　霞

　　　　　马　腾　马宁宁　管志伟　朱庆军

　　　　　高爱玲

序一

奋力于抢救江河决堤洪水泛滥，不如勤谨于修补蚁穴初起。此理世人皆知，然于杜疾防病之事，人常有"不识庐山真面目，只缘身在此山中"之惑，诚如医圣仲景之感叹：人们"孜孜汲汲……卒然遭邪风之气，婴非常之疾，患及祸至，而方震栗……赍百年之寿命，持至贵之重器，委付凡医，恣其所措，咄嗟呜呼"。岐黄之术，救病治疾，疗效神奇，代有名医，人们更赞扁鹊望齐侯之色，述治病当于未入骨髓之理，叹惜仲宣未听仲景之劝，二十年后眉落命亡之验。然人们多不知扁鹊有其术远不如两位兄长之吐言，仲景推崇上工之真谛。

自古以来，医学所追境界，非待病成而方努力救治，更非值此之际图财谋利，而是致力于防治疾患于未起，或积极治疗疾患于萌芽早期，使黎元苍生皆登仁寿之域，彰显"医者，仁术也"！故中华人民共和国成立初期，就有"防重于治"的医疗方针。祖国医学奠基之作《黄帝内经》力倡"治未病"，详述治未病之法，深论治未病之理，钩玄治未病之要，垂范治未病之则，提出了医工有"上工""中工""下工"之分。《素问·四气调神大论篇》云："是故圣人不治已病治未病，不治已乱治未乱，此之谓也。"《难经》一书，专设一章，举例而论治未病的具体运用。医圣仲景深谙岐黄之旨，深感治未病之法于内伤杂病尤为重要，故在论杂病之前，对"治未病""上工"更是建言显白，临证指归明确。治未病，仁心仁术，昭然岐黄，是名医大家之追求，为百姓群众所赞扬。治未病，代有名医，弘扬光大，迫至金元，丹溪心法，专论一篇，蔚然华章。

现代社会人们的生活节奏快、压力大，亚健康问题时有发生，亚健康越来越受到人们的关注，祖国医学治未病思想的价值也被越来越多的人所认识。故当今讲健康，谈治未病者日渐增多，有关媒体报道、书籍亦接踵而来。大浪淘沙，难免泥沙俱下，鱼龙混杂，甚至有怀图财之心者，趁此谋利，不仅未使亚健康者受益，而且玷污了祖国医学治未病的思想。

河南是黄帝的故里、医圣仲景的家乡、华夏文明的发祥地，根植于华夏文化的岐黄之术在中原大地源远流长，底蕴深厚，名医辈出，治未病思想深入人心。在河南省中医管理局、河南省中医药学会的指导下，由河南中医药大学原校长郑玉玲教授组织河南中医药大学及其附属医院和河南省中医药研究院的有关专家，以高度的责任心和历史使命感，组织编写了"中医治未病指导丛书"。该套书对不同年龄人群分册而论，另设特殊人群的未病防治，使得各类人群都能从本套书中获得对自身生理病理的认识，从而增强健康意识，获得科学、有效、实用的养生方法。

全套书科学实用、通俗易懂、条理清晰、简明扼要，各层次的人员都能看懂、学会、掌握、应用养生和常见病防治之法，使人们对治未病有法可循。此书付梓之际，欣然为序。

张　磊

2019 年 8 月 16 日

（张磊，国家第三批国医大师，时年 91 岁）

欣闻在河南省中医管理局、河南省中医药学会的指导下，河南中医药大学及其附属医院、河南省中医药研究院共同组织国医大师、全国中医名师、河南省知名中医专家，历时 5 年编纂的"中医治未病指导丛书"即将付梓，甚是喜悦。本人从事中医药工作 60 余载，发现我国疾病谱近年来发生了巨大的变化，糖尿病、心脑血管疾病、恶性肿瘤等慢性疾病的发病率快速上升，心脑血管疾病已不再是老年人的专利，30 岁左右发生心肌梗死、脑梗死和脑出血的患者越来越多。全球每年约有 1 600 万人死于心脑血管疾病，其中约有 50% 死于急性心肌梗死。

健康问题已经成为关系每个人切身利益及千家万户安康幸福的重大民生问题。所以，中共中央、国务院发布了《"健康中国 2030"规划纲要》，将推进"健康中国"建设提到前所未有的高度。2019 年 7 月 9 日，国务院办公厅又专门成立健康中国行动推进委员会，负责统筹推进《健康中国行动（2019—2030 年）》组织实施、监测和考核相关工作。《健康中国行动（2019—2030 年）》正是围绕疾病预防和健康促进两大核心，提出将开展 15 个重大专项行动，促进从"以治病为中心"向"以人民健康为中心"转变，努力使群众不生病、少生病。

中医提倡"治未病"，包括"未病先防""既病防变""瘥后防复"三个方面，倡导早期干预、截断病势，在养生、保健、治疗、康复等方面采用早期干预的理念与方法，可以有效地维护健康、防病治病。尤其在防治慢性病方面，中医药有着独特的优势。控制慢性病的关键在于防危险因素、防发病、防严重疾病事件、防疾病事件严重后果、防疾病事件后复发。因此，早诊早治至关重要。

婴幼儿、妇女、老年人有独特的生理特征，更是疾病易发人群，对健康保健有特殊的需求，中医药在保障老弱妇孺人群健康方面同样具有优势。本丛书从孕前期、孕期，到婴幼儿、少年儿童、青少年、中老年等都有详细的未病防治方法介绍，挖掘整理了中医药在孕产保健、儿童健康维护、老年人健康养老等方面的知识和经验，形成了针对婴幼儿、妇女、老年人疾病的中医药特色调治措施，非常难能可贵。

在此，我也呼吁人人成为改变不健康生活方式的"第一责任人"，要迈开腿、管住嘴、多运动。相信通过对本丛书的学习，您一定能有所受益，学会用更多的中医药知识来防治常见疾病。

赵步长

2019 年 8 月 29 日

（赵步长，中国中西医结合学会脑心同治专业委员会主任委员）

随着世界医学由生物医学模式向生物—心理—社会医学模式的转变，对疾病状态干预的重心已经逐渐向"预防疾病，促进健康"转移，中医学"未病先防""三因制宜"的中医个性化治疗与辨证用药模式，对亚健康状态的调养表现出了得天独厚的优势和特色。近些年随着生活水平的提高，人们对保健养生知识的需求也日趋强烈，鉴于此，身为医学教育和临床工作者，我们有责任、有义务向广大群众普及医学知识，使之真正起到帮助人们养生保健、预防疾病的作用。

本丛书是在河南省中医管理局、河南省中医药学会的指导下，由河南中医药大学及其附属医院、河南省中医药研究院的医学教授和专家编写而成的。国医大师李振华教授、张磊教授，著名中医药企业家赵步长教授，全国著名中医专家李发枝教授为本丛书的顾问；全国名老中医专家毛德西教授、邱保国教授、段振离教授为本丛书的主审。每分册的主编均具有教授或主任医师的职称，每分册的参编人员均为长期从事中医学教育和临床工作的专业人士。

我们在编写本丛书过程中，遵照"立足科普、面向大众"的原则，力争为广大人民群众编写高水平、高质量的科普健康丛书，满足民众对人体生理病理、亚健康状态、中医养生和疾病预防等知识的需求，旨在提高人民群众的健康认知水平、提高自我保健意识和能力。

本丛书共分为七册。各分册从生理病理特点、体质辨识和疾病预测、常见亚健康状态认识和干预、常见疾病的防治、中医养生调养等方面入手，全面介绍中西医对人体的认识和健康养护，突出中医治未病思想，提出中医治未病方案，使各年龄阶段人群及特殊人群都能通过阅读本丛书提高对自身生理病理的认识，增强健康意识，改变不良生活习惯，获得科学、有效、实用的养生方法。但需要特别提醒的是：书中涉及的药物及治疗方法，请在医生指导下使用。

本丛书的编写得到了河南省卫生健康委员会、河南科学技术出版社、河南省中医药学会、河南中医药大学、河南省中医药研究院、步长集团及各界人士的支持和帮助，在此一并致以诚挚的谢意。

郑玉玲

2019 年 8 月 26 日

目录

总　论

第一章　孩子的正常发育

第二章　未病先防——让孩子健康成长

第三章　有病早治——关键是早发现

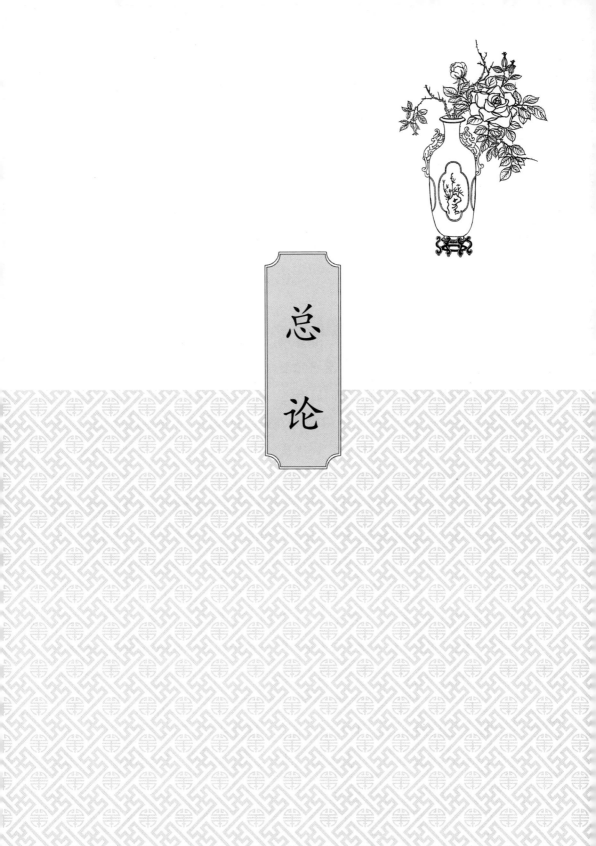

总论

第一节

"治未病"是中医的重要特色

早在《黄帝内经》就有"治未病"的预防思想。《素问·四气调神大论篇》指出："是故圣人不治已病治未病，不治已乱治未乱，此之谓也。夫病已成而后药之，乱已成而后治之，譬犹渴而穿井，斗而铸锥，不亦晚乎。"这里所谓"治未病"，是指人在未病时，也应保持健康的理念，不忘治理、调理身体。《素问·刺热篇》说："病虽未发，见赤色者刺之，名曰治未病。"此处所谓"未发"，实际上是已经有先兆小疾存在，即疾病时期症状较少且又较轻的阶段，类似于唐代孙思邈所说的"欲病"，在这种情况下，及时发现，对早期诊断和治疗无疑起着决定性作用。《灵枢·逆顺》篇中谓："上工刺其未生者也；其次，刺其未盛者也……上工治未病，不治已病，此之谓也。"书中均强调在疾病发作之先，把握时机，予以治疗，从而达到"治未病"的目的。这为后世医家对中医预防理论研究奠定了基础。《难经·七十七难》就治未病的"既病防传变"内涵做了明确的举例论述："经言上工治未病，中工治已病者，何谓也？然：所谓治未病者，见肝之病，则知肝当传之与脾，故先实其脾气，无令得受肝之邪，故曰治未病焉。中工治已病者，见肝之病，不晓相传，但一心治肝，故曰治已病也。"后代医家孙思邈等对治未病有很好的体悟、发挥，如《备急千金要方·论诊候》提出："古之善为医者……又曰上医医未病之病，中医医欲病之病，下医医已病之病。"将疾病分为未病、欲病、已病三类，这是中医学最早的三级预防概念，亦与现代预防医学的三级预防思想甚为相合。金元四大家之一朱丹溪更是充分发挥"与其救疗于有疾之后，不若摄养于无疾之先。盖疾成而后药者，徒劳而已。是故已病而不治，所以为医家之法；未病而先治，所以明摄生之理。夫如是则思患而预防之者，何患之有哉？此圣人不治已病治未病之意也"（《丹溪心法·不治已病治未病》）。

自从现代医学提出了"亚健康"的概念，人们逐渐认识到了"治未病"的价值，世界卫生组织（WHO）在《迎接 21 世纪的挑战》报告中指出：21 世纪的医学将从"疾病医学"向"健康医学"发展；从重治疗向重预防发展；从针对病源的对抗治疗向整体治疗发展；从重视对病灶的改善向重视人体生态环境的改善发展；从群体治疗向个体治疗的发展；从强调医生作用向重视患者的自我保健作用发展。现代医家将治未病与现代一些术语、概念结合起来，更明晰、详细地阐述了治未病在生活、健康中的有关内容及意义，如祝恒琛主编的《未病学》，王琦主编的《中医治未病解读》，龚婕宁、宋为民主编的《新编未病学》等著作都从各方面对治未病进行了阐发，更彰显了治未病的意义。

全国中医药行业高等教育"十三五"规划教材《中医基础理论》专列一节对"治未病"进行了论述。书中写道，"治未病"包括三方面内容：一是未病先防；二是防止传变；三是愈后防复。对每一方面内容又进行了较为细致的说明，使大家认识到中医学的治未病思想含有现代预防医学的三级预防思想，体现了治未病学术思想的意义。

第二节

人体的九种体质

中医强调"因人制宜"，为了更有针对性地"治未病"，需要对每个人的身体基本状况有所了解。体质差异、个体体质的形成在很大程度上是由遗传所决定的，不同个体的体质特征分别具有各自不同的遗传背景，这种由遗传背景所决定的体质差异，是维持个体体质特征相对稳定性的一个重要条件。体质形成的先天因素包括先天之精（含有遗传基因）的遗传性和胎儿在母体内孕育情况等因素。明确体质状态，是为了尽可能将遗传因素的影响及在母体内生长发育过程中受到的不良影响降至最小，把"治未病"提到生命前期。

体质现象是人类生命活动的重要表现形式，其在生理上表现为功能、代谢及对外界刺激的反应等方面的个体差异；在病理上表现为对某些病因和疾病的易感性，产生病变的类型，以及在疾病传变转归中的某种倾向性，因而又有生理体质和病理体质之分。每个人都有自己的体质特点，中医学中将形神统一作为健康的标准，也将形神统一作为理想体质的标志。也就是说，理想体质是人体在充分发挥遗传潜质的基础上，经过后天的积极培育，使机体的形态结构、生理功能、心理状态，以及对内外环境的适应能力等各方面得到全面发展，所处于的相对良好的状态。

中医体质学在中医学科体系中具有十分重要的地位。中医体质学就是以中医理论为指导，研究人类各种体质特征和体质类型的生理、病理特点，并以此分析疾病的反应状态、病变的性质及发展趋向，从而指导疾病预防、治疗及养生、康复的一门学科。随着生命科学的发展，现代医学模式已从生物医学模式转变为生物—心理—社会医学模式，标志着人类对个体的研究已进入一个新的时代。

中国工程院院士、国医大师、北京中医药大学教授王琦 20 世纪 70 年代开始提出"中医体质学说"这一概念，并进行了深入研究，将中医体质理论从中医基础理论中分化出来，形成了中医体质学理论体系，将人体体质分为下面九种。

一、 平和体质

该体质以体态适中、面色红润、精力充沛、脏腑强健壮实为主要特征，又称为"平和质"。平和体质所占人群比例约为 32.75%，也就是 1/3 左右。男性多于女性，年龄越大，平和体质的人越少。

形体特征：体形匀称、健壮。

心理特征：性格随和开朗。

常见表现：面色、肤色润泽，头发稠密有光泽，目光有神，鼻色明润，嗅觉通利，味觉正常，唇色红润，精力充沛，不易疲劳，耐受寒热，睡眠安和，胃口良好，二便正常，舌色淡红，苔薄白，脉和有神。对自然环境和社会环境适应能力较强。

发病倾向：平时较少生病。

二、 阳虚体质

该体质特征和寒性体质接近，阳气不足，有寒象。

形体特征：面色㿠白，形体白胖。

心理特征：内向沉静，精神不振。

常见表现：疲倦怕冷，唇色苍白，少气懒言，嗜睡乏力，男子遗精，女子白带清稀，易腹泻，排尿次数频繁，性欲衰退。阳虚体质的人平素畏冷，手足不温，易出汗；喜热饮食，精神不振，睡眠偏多。

发病倾向：肥胖、痹证、骨质疏松、痰饮、肿胀、泄泻、阳痿、惊悸等。

三、 阴虚体质

该体质者阴血不足，有虚热或干燥之象。

形体特征：体形瘦长。

心理特征：多性情急躁，外向好动，活泼。

常见表现：主要是手足心热，易口燥咽干，口渴，喜冷饮，大便干燥，或见面色潮红，两目干涩，视物模糊，皮肤偏干，眩晕耳鸣，睡眠差，不耐热邪，耐冬不耐夏，不耐受燥邪。

发病倾向：结核病、失眠、肿瘤、咳嗽、糖尿病、内伤发热等。

四、 气虚体质

人体由于元气不足引起的一系列病理变化，称为气虚。所谓气，是人体最基本的物质，由肾中的精气、脾胃吸收运化水谷之气和肺吸入的清气等结合而成。气虚体质是以元气不足，气息低弱，机体脏腑功能状态低下为主要特征的一种体质状态。

形体特征：形体消瘦或偏胖。

心理特征：性格内向不稳，喜欢安静，不喜欢冒险。

常见表现：体倦乏力，面色苍白，语声低怯，常自汗出，且动则尤甚，心悸食少，舌淡苔白，脉虚弱，气短，懒言，咳喘无力；或食少腹胀、大便溏泄；或脱肛、子宫脱垂；或心悸怔忡、精神疲惫；或腰膝酸软、小便频多，男子滑精早泄、女子白带清稀。

发病倾向：肥胖症、内脏下垂、排泄不适度、慢性支气管炎、慢性盆腔炎等。

五、 痰湿体质

该体质是目前比较常见的一种体质类型，当人体脏腑、阴阳和气血津液运化失调，易形成痰湿时，便可以认为这种体质状态为痰湿体质，多见于肥胖者或素瘦今肥者。

形体特征：形体肥胖，腹部肥满松软。

心理特征：性格偏温和、稳重，多善于忍耐。

常见表现：面部皮肤油脂较多，多汗且黏，胸闷，痰多，面色淡黄而暗，眼睑微浮，容易困倦，平素舌体胖大，舌苔白腻或甜，身重不爽，喜食肥甘甜黏，大便正常或不实，小便不多或微混。

发病倾向：高血压、糖尿病、肥胖症、高脂血症、哮喘、痛风、冠心病、代谢综合征、脑血管疾病等。

六、 湿热体质

湿热体质是湿热长期蕴结于体内，脏腑经络运行受阻的一种体质状态。

所谓湿，有外湿和内湿的区分。中医认为脾有"运化水湿"的功能，若体虚消化不良或暴饮暴食，吃过多油腻、甜食，则会使脾不能正常运化而致"水湿内停"；且脾虚的人也易招来外湿的入侵，外湿也常因阻脾胃使湿从内生，所以两者是既独立又关联的。

所谓热，则是一种热象。而湿热中的热是与湿同时存在的，或因夏秋季节天热湿重，湿与热合并侵入人体，或因湿久留不除而化热，或因"阳热体质"而使湿"从阳化热"。

形体特征：形体偏胖或消瘦。

心理特征：急躁易怒。

常见表现：肢体沉重，发热多在午后明显，并不因出汗而减轻，皮肤经常出湿疹或疔疱，关节局部肿痛，脘闷腹满，恶心厌食，口苦，口渴，食欲差，或身目发黄，或发热畏寒交替，尿频、尿急，涩少而痛，色黄浊，便溏稀，腹痛腹泻，甚至里急后重，泻下脓血便，肛门灼热。

发病倾向：皮肤病、肝炎、胆结石、尿路感染、盆腔炎、阴道炎、出血、腰背痛等。

七、 血瘀体质

该体质主要是血行迟缓不畅，多半是因为长期情志抑郁，或者久居寒冷地区，以及脏腑功能失调所致。

形体特征：形体偏瘦。

心理特征：性格内郁，心情不快易烦，急躁健忘。

常见表现：面色晦暗，皮肤偏暗或色素沉着，有瘀斑，易伴疼痛，口唇暗淡或紫，舌质暗，有瘀斑、瘀点，舌下静脉曲张，脉细涩或结代；眼眶、鼻梁暗黑，易脱发，肌肤发干、脱屑，痛经，经色紫黑、有块。不耐受风邪、寒邪。

发病倾向：高血压、中风、冠心病、痛风、糖尿病、消瘦、痤疮、黄褐斑、肿瘤、月经不调、抑郁症、偏头痛、眩晕、胸痹、癥瘕等。

八、 气郁体质

当气不能外达而结聚于内时，便形成"气郁"。中医认为，气郁多由忧郁烦闷、心情不舒畅所致。长期气郁会导致血液循环不畅，严重影响健康。

形体特征：形体消瘦或偏胖，面色苍暗或萎黄。

心理特征：平素性情急躁易怒，易激动；或忧郁寡欢，胸闷不舒。

常见表现：胸肋胀痛或窜痛；乳房及小腹胀痛、月经不调、痛经；咽中梗阻，如有异物；或颈项瘿瘤；胃脘胀痛、泛吐酸水、呃逆嗳气；腹痛肠鸣，大便泄利不爽；头痛眩晕。

发病倾向：抑郁症、失眠、偏头痛、胸痛、肋间神经痛、慢性咽喉炎、慢性结肠炎、慢性胆囊炎、肝炎、经前期紧张综合征、乳腺增生、月经不调、痛经等。

九、 特禀体质

该体质是由于先天禀赋不足和禀赋遗传等因素造成的一种特殊体质，包括先天性、遗传性的生理缺陷与疾病，以及过敏反应等。

形体特征：无特殊，或有畸形，或有先天生理缺陷。

心理特征：因禀质特异情况而不同。

常见表现：容易过敏。患遗传性疾病者，有垂直遗传、先天性、家族性特征；患胎传性疾病者，有母体影响胎儿个体生长发育的特征。适应能力差，如过敏体质者对季节变化适应能力差，易引发宿疾。

发病倾向：过敏体质者易对药物过敏，易患花粉症；遗传疾病，如血友病、先天愚型及中医所称"五迟""五软""解颅"等；胎传疾病，如胎寒、胎热、胎惊、胎肥、胎痫、胎弱等。

了解体质可使我们在治未病中更具有针对性、可操作性，使治未病这一理论显得更有意义。

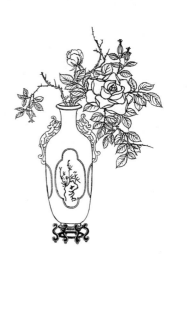

第一章

孩子的正常发育

第一节

了解宝宝成长的年龄分期

宝宝的生长发育是一个连续渐进的动态过程，在这个过程中，随着年龄的增长，儿童的生理、心理等功能在不同的阶段表现出与年龄相关的规律性。因此，我们把宝宝的成长过程分为若干期，以利于日常保健和预防。

一、 十月怀胎——胎儿期

胎儿期是指从受精卵形成到胎儿出生为止，共 40 周（280 天），也就是俗话所说的"十月怀胎"。在妊娠期间，营养不良、不良情绪、疾病、不合理用药、接触放射性物质、吸食毒品等都可能影响胎儿的生长发育，严重的可以导致流产、畸形等。

二、 出生 28 天——新生儿期

"十月怀胎，一朝分娩"，经过父母漫长的等待和期盼，宝宝终于降临了。自胎儿出生至 28 天的时期（大概 1 月龄），称为新生儿期。在此期间，宝宝离开妈妈温暖舒适的子宫，首次面临嘈杂的新世界，不断适应新的生活。在短短的 28 天内，宝宝发育迅速，如同破土而出的幼芽，几乎一天一个模样，而且越来越漂亮。然而生命不是一帆风顺的，新生儿每天都在接受新的考验，有时还会遇到一些风险，比如新生儿肺炎、新生儿窒

息、新生儿败血症、新生儿溶血症等疾病发病率较高，死亡率也较高，因此，新生儿期的预防保健应得到家长的格外重视。

三、1岁之前——婴儿期

婴儿期，是指宝宝自出生到1岁（广义上包括新生儿期）。1岁前的宝宝，体格的生长及各系统器官的发育极其迅速，对营养的需求量也相对较高。一般宝宝4个月后可以慢慢接受辅食，然而，宝宝此时的消化系统却不够完善，常常难以完成对各种食物的消化吸收，非常容易发生消化功能紊乱或营养不良。同时，在这一时期，由于宝宝从母乳途径获得的来自母体的抗体逐渐减少，而且其自身的免疫功能并不成熟，易发生各种感染和传染性疾病。

四、1~3岁——幼儿期

宝宝1~3岁，被称为幼儿期。幼儿期，宝宝体格生长发育虽然没有婴儿期迅速，但是在智力方面的发展，用"日新月异"来形容毫不为过。宝宝生活的空间此时已不再局限于家庭，其活动范围渐广，社会事物接触渐多，语言、思维和社交能力一天比一天增强。在此阶段，宝宝要完成断乳，所以科学、合理的喂养是保持其正常生长发育的重要条件。此时宝宝往往能够独立玩耍，因此，父母要注意对宝宝的防护，防止意外伤害。

五、3~6岁——学龄前期

学龄前期是指孩子3~6岁进入小学前这一阶段。此阶段孩子的体格生长发育稳步增长，而智力发育及早期的社会认知也进一步发展。此时的早期教育就显得尤为重要，这一时期的孩子几乎都在接受幼儿园教育。父母应当鼓励孩子多与同龄儿童交流玩耍，多与社会事物进行接触，以扩大孩子的知识面，培养孩子的自理能力和初步社交能力。同时创造良好的家庭氛围，为孩子形成良好的性格和生活、学习习惯打好基础。

通过以上的介绍，家长基本上可以掌握婴幼儿在不同阶段的生长发育特点，可以根据这些特点，在不同阶段，有的放矢、有所侧重地关注孩子的体格发育及社会心理能力发展情况，采用不同的方法和手段，进行相应的预防保健，以促进孩子的健康。

第二节

认识体格发育的几个重要指标

文文已经一岁四个月了，身高才76厘米，妈妈很为他担心，邻居朋友也都说文文长得矮。妈妈带他出去玩的时候，几乎没有发现比文文更矮的宝宝，甚至八九个月的宝宝也有比文文长得高的。孩子的身高，成了妈妈的一块心病。忧心忡忡之下，妈妈查阅了一些婴幼儿发育指标的资料，发现自己的宝宝低于平均水平。那么，这些生长发育"指标"到底是什么呢，文文究竟是否真的发育不够正常吗？

生长发育是儿童机体的基本特点，生长是量的增长，指体积的增大、重量的增加；发育是质的改变，指组织、器官、系统及其功能的成熟。下面就让我们来认识几个儿童体格发育的重要指标吧！

一、 增长得越来越慢的体重

随着生活水平的提高，宝宝们出生时的体重也越来越重，传说中"七斤""八斤"比比皆是。我国20世纪末的一个调查结果显示，平均男婴出生体重为3.3千克±0.4千克，女婴为3.2千克±0.4千克，已经与世界卫生组织的参考值相近。

整个儿童时期体重增长在不断地进行，但在不同的年龄期，生长发育的速度却不尽相同。一般 1 周岁以内尤其是 3 个月内体重增长最为迅速，但是家长很快会发现，随年龄的增加，宝宝的体重越长越慢。

假设初生宝宝体重 3 千克，那么正常情况下，3 个月时宝宝约重 6 千克；到 1 岁时，宝宝体重约为 10 千克。也就是说，1 岁以内是出生后体重增长最快的时期，也称之为第一个生长高峰。出生后第 2 年体重增加稍为缓慢，到 2 岁时宝宝体重约为 12 千克；2 岁至青春前期体重增长减慢，年增长值约 2 千克（见表 1）。

表 1　正常儿童体重估算公式

年龄	体重（千克）
3～12 月	［年龄（月）+9］/2
1～6 岁	年龄（岁）×2+8
7～12 岁	［年龄（岁）×（7～5）］/2

二、　测量宝宝的身高

身高（长）的增长规律与体重相似，年龄越小长高越快。假设宝宝出生时身长为 50 厘米，正常情况 3 个月时为 61～62 厘米，1 岁约为 75 厘米；2 岁时长高速度减慢，约 87 厘米；2 岁以后身高每年增长 5～7 厘米。2～6 岁正常儿童身高可用公式［年龄（岁）×7+75］来估算。

孩子的身高受许多因素的影响，并不是营养好，吃得多，孩子就长得高。遗传因素是最主要的，如果父母健康且身材高大，一般情况下孩子成长后身材也一定较高；如果父母一方身体短小，那么孩子的身高将受影响，还有疾病、营养、运动等诸多原因，均可影响孩子的身高。

三、 看看囟门有没有闭合

颅骨随脑的发育而长大。婴儿出生时颅骨接缝尚未闭合，俗称囟门。囟门包括前囟门和后囟门，前囟门出生时为 1~2 厘米，以后随颅骨生长而增大，6 个月左右逐渐骨化而变小，在 1~1.5 岁闭合。出生时后囟门很小或已闭合，最迟 6~8 周时闭合。

如果宝宝囟门闭合太早或者太晚，均要引起家长的注意，如脑发育不良时头围小、前囟门小或关闭早；甲状腺功能低下时前囟门闭合延迟；颅内压增高时前囟门饱满；脱水时前囟门凹陷。

四、 数数宝宝的牙齿

中医认为"齿为骨之余"，也就是说，牙齿生长与骨骼有一定关系，但不完全平行。人的一生有乳牙（20 颗）和恒牙（32 颗）两副牙齿。生后 4~10 个月乳牙开始萌出，12 个月后未萌出者属于乳牙萌出延迟。乳牙萌出顺序一般为下颌先于上颌、自前向后，约于 2.5 岁时乳牙就出齐了。

俗话说："八岁八，换乳牙。"一般在 6 岁左右萌出第一颗恒牙；6~12 岁阶段乳牙逐个被同位恒牙替换，其中第一、第二双尖牙代替第一、第二乳磨牙，此期为混合牙列期；12 岁长出第二恒磨牙。

宝宝在出牙时可见有低热、唾液增多及睡眠不安、烦躁等情况，家长应当注意是否是出牙引起还是其他疾病。牙齿生长与蛋白质、钙、磷、氟、维生素 C、维生素 D 等营养素和甲状腺激素有关。此外，食物的咀嚼有利于牙齿生长，因此家长应当鼓励宝宝正常增加辅食，促进其咀嚼运动。如果宝宝迟迟不长牙，中医多认为是肾气不足，不能主骨生髓。西医常可见于外胚层发育不良综合征、甲状腺功能低下等疾病。

第三节

不可忽视宝宝的神经心理发育

宝宝的发育，不单纯是身高体重的增长，在其成长过程中，神经心理的正常发育与体格生长同样重要。神经系统是感知、运动、思维、语言、情感等活动的生理基础，因此，神经系统的正常发育至关重要。儿童神经心理的发育按照年龄的增长，具有一定的"程序性"，也就是说在某个阶段就会发展出某种能力。所以，密切关注其神经心理发育，有助于警惕某些疾病的发生。

一、发育迅速的神经系统

宝宝的神经系统发育迅速，其速度超过体格的发育。在胎儿的发育过程中，神经系统最先形成和发育。成人脑重约为 1 500 克、仅占体重的 1/40。与成人相比，小儿大脑占自身体重的比例相对较大，出生后的宝宝脑重约 370 克，已达成人脑重 1/4，此阶段神经系统的发育主要是神经细胞数目的发育，而主持神经细胞之间相互联系的树突与轴突少而短。到 6 个月时脑重即达 700 克左右，2 岁时有 900 ~ 1 000 克，7 岁时已与成人接近。

出生后大脑的发育则转变为神经细胞体积增大和树突的增多、加长。神经细胞之间由突触连接，突触数目在出生后迅速增加，6 个月时约为出生时的 7 倍，4 岁左右突触的密度约为成人的 1.5 倍，持续到 10 ~ 11 岁，以后逐渐减少到成人水平。4 岁以前，由于神经系统发育不完全，各种刺激引起的神经冲动传导缓慢，且易于向周围其他地方扩散，不易集中形成兴奋灶，因此宝宝表现为易疲劳而进入睡眠的状态。

二、 感知世界的能力

1. 视觉

视觉发育是一个逐渐的过程，新生儿只能看清 15 ~ 20 厘米内的事物；1 个月后可凝视光源，可以转动头部追随光源（头眼协调）；3 ~ 4 个月的宝宝喜欢看自己的手，头、眼已经非常协调；6 ~ 7 个月时目光可随上下移动的物体而转动；8 ~ 9 个月时已经能看到较小的物体；18 个月时已能区别各种形状；5 岁时已可分辨各种颜色。

2. 听觉

刚出生宝宝的鼓室没有空气而听力较差，而出生后 3 ~ 7 天宝宝的听觉已相当良好，喜欢听和谐、轻柔的声音，妈妈的声音对宝宝来说是最动听的音乐。一般宝宝到 3 个月时能感受不同方位发出的声音，将头转向声源。7 ~ 9 个月时除了能确定声源之外，已经能区别部分语言的意义。4 岁时听觉发育已经完善。儿童的听觉发育和语言发育直接相关，有不少聋哑儿童正是因为先天或者后天的原因导致听力障碍，如果不能尽早确诊和干预，则可因聋致哑。为了早些发现婴儿听力障碍，减少听力残疾的发生，我国国家卫生健康委员会已经发出通知，要求对所有出生的新生儿进行听力筛查。

3. 嗅觉和味觉

1 个月的宝宝能区分母乳的香味，不喜欢刺激性的气味，到 2 ~ 3 个月时碰到难闻的气味会扭头避开；婴儿天生喜欢甜味，尝到甜味会露出愉快的表情，不喜欢苦、酸、咸味的食物。3 个月左右的婴儿已能区分食物的细微改变，这也是为什么有些小宝宝习惯了妈妈的奶香味后，不喜欢吃其他奶粉的原因之一。

4. 触觉

宝宝全身皮肤都有灵敏的触觉。小婴儿的触觉非常发达，当身体不同部位受到刺激时就会做出不同的反应。当你抱起宝宝时，他们喜欢紧贴你的身体，依偎着你。当宝宝哭的时候，妈妈温暖的手轻轻抚摸他们的面部、腹部或背部，大多能使宝宝逐渐安静下来，停止啼哭。在平时，父母应学会用皮肤接触来表达自己对宝宝的爱护和关怀，每天抚触宝宝有利于他们的身心健康。

三、 宝宝是天生的运动员

宝宝出生以后，除了睡觉吃饭，就总是在做运动。从头和躯干的无意识的扭动，到双臂和两腿有规律的动作，再到手部的精细动作，宝宝的运动能力在不断发展。运动发育可分为大运动和精细运动两大类。

民间总结了孩子诸如抬头、翻身、爬行、站立等活动的发育顺序："三翻、六坐、七滚、八爬、周会走"。也就是说3个月宝宝会翻身，6个月会坐，7个月会滚动，8个月会爬，1岁就会走路了。这些都是宝宝躯干及四肢的运动，也称大运动（见表2）。

表2　小儿大运动发育情况表

大运动	发育情况
抬头	3个月时抬头较稳；4个月时抬头很稳
坐	6个月可双手前撑独坐；8个月能坐稳
翻身	7个月能有意识地仰卧位、俯卧位互翻
爬行	8~9个月可用双上肢向前爬
独站	9个月可扶栏杆站立；11~12个月可独自站立
独走	15个月可独自走稳
蹲	15个月会蹲着玩

续表

大运动	发育情况
爬梯	18 个月会爬上小梯子
跳	24 个月可双足并跳，30 个月可独脚跳
跑	2～3 岁会平稳前跑

从上面的规律来看，宝宝运动能力的发育是有一定顺序的，这个顺序就是从头到脚，从中轴（躯干）到边缘（四肢末端）。宝宝先是会抬头，然后会翻身，再会坐、会爬，最后才会站、会走。心理学家认为，缺少中间任何一个环节，都会造成以后的智力与行为问题。

精细运动指的是手指、足趾的精细活动。细心的父母会发现，刚出生宝宝的小手总是攥得紧紧的，这是因为宝宝（甚至在胎儿期）有本能的握手反射，一旦有东西放到宝宝手心，宝宝会本能地握紧，这个反射一般到 3～4 个月时消失；6～7 个月时出现换手与捏、敲等探索性动作；9～10 个月时可用拇指、食指拾物，喜欢撕纸；12～15 个月时学会用勺匙，胡乱涂鸦；18 个月时能玩 2～3 块方积木；2 岁时可叠 6～7 块方积木，也会翻书了（见表3）。

表3 小儿精细运动发育情况参考表

年龄	精细运动发育	年龄	精细运动发育	年龄	精细运动发育
新生儿	紧握拳	4 个月	手能握持玩具	7 个月	将玩具从一手换到另一手
2 个月	直立及俯卧位时能抬头	5 个月	两手各握一玩具	8 个月	会抬手
3 个月	用手摸东西	6 个月	用手摇玩具	9 个月	会从抽屉中抽取玩具

续表

年龄	精细运动发育	年龄	精细运动发育	年龄	精细运动发育
10～11个月	拇指、食指对指拿东西	18个月	有目标地扔皮球	4岁	会穿鞋
12个月	会将圆圈套在木棍上	2岁	会用勺子吃饭	5岁	会系鞋带
15个月	能摆放积木	3岁	会洗手洗脸；脱穿简单衣服	6～7岁	会扫地、擦桌子、剪纸等

四、 一个会说话的精灵

父母最大的幸福莫过于听到宝宝叫"爸爸""妈妈"了。刚出生的新生儿只会哇哇哭叫，父母慢慢地会发现宝宝常常咿咿呀呀、自得其乐；宝宝8个月时能重复大人所发的简单音节；12个月时能说些物品名称等。宝宝语言发育情况可参见表4。

表4　小儿语言发育进程表

年龄	新生儿	2个月	3个月	4个月	5～6个月
语言发育	能哭叫	发出和谐喉音	咿呀发音	笑出声	喃喃发出单词音节

年龄	7个月	8～9个月		10～11个月	12个月	15个月
语言发育	无意识发"爸爸""妈妈"音	能重复大人所发的简单音节		开始用单词：一个单词表达多个意思	能说出物品名称；指出自己的眼、鼻	可以说出几个词和自己的名字

年龄	2岁	3岁	4岁	5岁	6~7岁
语言发育	会说2~3个字构成的句子	能说短歌谣；能数几个数	能唱歌	开始识字	能讲故事

五、 宝宝也有丰富的心理活动

心理活动包括认知、思维、情感、意志、性格等方面。人类与其他生物的主要不同之处就在于心理活动的高度发展，心理活动也是每个人能够在自然界、社会生存的必要条件。因此，宝宝的心理活动是否能够得到充分的发展，对于将来能否顺利地适应社会具有重要意义。

1. 社会行为

2~3个月时宝宝看到父母往往会停止啼哭；3~4个月会在父母的引逗下大笑；7~8个月就会认生了，看到陌生人会哇哇啼哭；1岁左右会对玩变戏法、捉迷藏游戏表现出足够的兴趣；1.5岁的宝宝逐渐有自我控制能力，往往可以独自玩很久；2岁时不再认生，可以与父母分开一段时间；3岁后喜欢成群，与小朋友做游戏。

2. 注意力

"注意"是指人的心理活动对外界一定事物的指向和集中，具有注意的能力称为"注意力"。婴儿期以无意注意为主，随着年龄的增长逐渐出现有意注意。注意持续时间的长短是注意力的体现，也是孩子智力的主要组成部分。刚出生的新生儿，一睁开眼睛就会盯着眼前的东西看或东张西望，一些特别的或新奇的外界刺激会引起新生儿的注意。随着宝宝每天清醒时间的延长，注意能力也迅速得到发展，持续注意一件事情的时间更长。注意能力与儿童神经系统的发展、具体的对象、活动、兴趣、情绪等因素有关。1岁时孩子的注意时间可达5~10分钟；3~6岁孩子的注意时间一般为15分钟左右，最多能集中注意20分钟；7~10岁孩子的注意时间大约 20 分钟；10 ~ 12 岁孩子的注意时间 25 分钟左右。3 岁前，孩子控制注意的能力较弱，注意是被动的，只有新奇的、令其感兴趣的东西或事情出现在眼前才会被吸引并多看些时间。

3. 记忆力

婴幼儿是按照事物的表面特性来记忆的，以机械记忆为主。随着年龄的增加和理解、语言思维能力的加强，逻辑记忆逐渐发展，孩子的记忆将以理解为主。因此，应当抓住早期机械记忆能力强这一黄金阶段，让孩子背诵一些经典的诗歌，对将来大有裨益。

4. 思维

3 岁以前孩子以最初级的形象思维为主；3 岁后开始逐步发展抽象思维，具有一定的逻辑推理能力；6 ~ 11 岁后有进一步独立思考的能力。1 ~ 2 岁的孩子已经有想象的萌芽，学龄前期儿童以无意想象为主，有意想象和创造性想象到学龄期才迅速发展。因此，在孩子的早期教育中，应当根据其心理发育特点因材施教，不可拔苗助长，适得其反。

5. 情绪、情感

新生儿为什么总是伴随着一声啼哭来到世间？这是因为新生儿离开舒适的宫内环境，对外界声光、温度的刺激很不适应，处于一种消极的情绪中，表现为不安、啼哭。若家长对其进行哺乳、怀抱、抚摸，则宝宝就会变得安静而舒适，情绪愉快。儿童的情绪外显而真实，其变化如同六月的天气，说变就变，往往持续时间短暂、反应强烈、容易变化。随着年龄的增长和社会化的完善，儿童对不愉快因素的耐受性逐渐增加，自制力增强，情绪趋向稳定。

6. 性格

性格一旦形成即具有相对的稳定性，因此民间俗语认为，"三岁看小，七岁看老"，也就是说，3 岁的孩子的性格和智力发育已经基本上决定了童年时期的能力，7 岁的孩子基本上可以决定一生。虽然有些夸张，但是却说明了儿童期性格对一生的影响。早期性格的培养会影响到孩子成熟后在感情问题、伙伴问题、职业选择、道德评价和人生观等问题的处理。在婴儿期，宝宝已经逐渐建立对亲人的依赖感，幼儿时期有一定自主感，但又不能脱离对亲人的依赖，常出现"违拗言行与依赖行为相交替"现象。学龄前期儿童生活基本能自理，主观能动性增强，但在失败时易出现挫败感（如失望和内疚）。学龄期开始正规学习生活，孩子会重视自己勤奋学习的成就，如不能发现自己学习潜力将产生自卑。因此，在此阶段，家长应当以正面鼓励为主，尽量不要打击孩子的创造性和积极性。

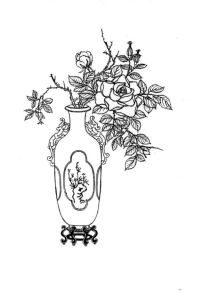

第二章

未病先防

——让孩子健康成长

第一节

认识儿童的体质是前提

很多家长带着患病的孩子来医院看病，常常都会问医生这样的问题："为什么我的孩子特别容易生病，动不动就感冒、发热？而周围别人的孩子却很少生病，养得壮壮的。""为什么我的孩子会得这种病？""我的孩子怎么体质特别差？"

儿童有着不同于成人的身体特征，属稚阴稚阳之体，脏腑娇嫩，形气未充，易受外邪侵袭而致病，得病后变化较快。历代医家根据儿童的生理特点，指出小儿"如草之芽，如蚕之菌""略受伤残，凋谢极易"，要"慎调摄，重鞠养"。因此，治未病在小儿尤为重要，健康要从儿童幼年开始抓起，防患于未然，未病先防，有病早治。

一、纯阳之体

中医认为，儿童是纯阳之体，纯阳之体并非认为正常小儿是有阴无阳或阳亢阴亏，而是认为小儿属稚阴稚阳之体，机体阴阳不足，但是以阳生为主导趋势。婴幼儿及学龄前儿童，处于一种快速生长的状态，在这个阶段，孩子的身高、体重迅速增加，各个脏腑器官、气血津液及功能也日益完整，犹如春天的花木，呈现出一种旺盛的、积极向上的生机状态。

二、 脏腑柔弱

我国宋代著名的儿科医家钱乙认为，小儿与成人相比较，在生理、病理上有其自身特点。如小儿在生理上"五脏六腑，成而未全，全而未壮"，在病理上"脏腑柔弱，易虚易实，易寒易热"。

由于小儿脏腑柔弱，往往较成人的抗病能力降低，易为邪气所伤，多见邪实之证。而且，邪气侵犯人体之后，由于小儿脏腑气血未充而柔弱，邪气损耗正气，又易于使小儿正气受损而转为虚证。其阳气不充盛，被耗伤则生寒；其阴精不充足，被耗伤又可生热，故而病理上虚、实、寒、热变化迅速。

钱乙的这一理论认识，为正确掌握小儿疾病的发展变化规律奠定了理论基础。因此，在小儿疾病的具体治疗时，他反对妄攻误下。认为对于儿科疾病，除非必下不可之证，可以根据年龄体质以及正邪情况酌情使用外，一般不宜妄用药。

三、 脾脏多虚

中医认为，脾胃为后天之本，主受纳运化水谷，为生化之源。由于小儿生长发育迅速，所需营养物质的供养相对地比成人更为迫切，所以饮食的质和量必须满足各个时期的需求。小儿"脾常不足"，若食补不当，或过饥过饱，均会影响其脾胃功能，导致疾病的发生，表现为纳差、呕吐、腹胀、便溏、腹泻等疾病，所以小儿的合理饮食非常重要。

小儿生病后更要顾护脾胃，治疗用药应该中病即止，药量宜轻，不可过服药物，用药也不可过于苦寒，以免损伤脾胃阳气。生病后脾胃虚弱，因此饮食宜清淡，少食油腻，便不可多食，尤其是发热及胃肠疾病，劳食尤应减少。"病热少愈，食肉则复，多食则遗，此其禁也"，多食肉类易使发热复发，多食则可能出现腹泻，因此，食肉和多食都是禁忌。

第二节

合理营养是基础

儿童处在生长发育阶段，新陈代谢旺盛，对能量和营养的需要量相对比成人高。只有满足儿童的营养需求，才能保证其体格与智能发育正常，形成良好的身体素质。

一、 儿童消化功能有特点

新生儿消化蛋白质能力较好，出生后几个月小肠上皮细胞渗透性增高，有利于母乳中的免疫球蛋白吸收，但也会增加异体蛋白（如牛奶蛋白、鸡蛋白蛋白）、毒素、微生物及未完全分解的代谢产物吸收机会，产生过敏或肠道感染。因此，对婴儿，特别是新生儿，食物的蛋白质应有一定限制。

婴儿吸收脂肪的能力随年龄增加而提高，出生后 6 个月婴儿对脂肪的吸收率达 95％以上。婴儿出生后几个月消化淀粉能力较差，出生时婴儿唾液腺淀粉酶和胰淀粉酶完全测不到，随着淀粉酶分泌增多，消化淀粉的能力逐渐提高；出生至 3 个月唾液腺淀粉酶活性低，3 个月后其活性逐渐增高，2 岁时达成人水平；4～6 个月婴儿开始分泌胰淀粉酶。

咀嚼运动是宝宝进食的一个主要能力，咀嚼发育代表宝宝消化功能发育成熟。咀嚼动作是宝宝食物转换所必需的技能，其发展有赖于许多因素，学习是一重要环节。后天咀嚼行为学习的敏感期在 4～6 个月。有意识地逐步训练宝宝咀嚼块状食物、使用勺子自喂、学用杯子喝水或喝奶，均有利于宝宝咀嚼功能发育成熟。

胃排空与食糜的组成有关，脂肪、蛋白质可延长排空时间。如凝块大、脂肪多的食物影响胃的蠕动和分泌功能，胃内停留时间较长。水在胃的排空时间为 0.5～1 小时，母乳为 2～3 小时，牛乳为 3～4 小时，混合食物为 4～5 小时。温度、年龄、全身状况亦可影响排空时间。

二、 合理摄入蛋白质、 脂肪和碳水化合物

儿童营养的供应有"三大物质"，即蛋白质、脂肪、碳水化合物。"三大物质"保证能量供给，如儿童能量摄入不足，则会导致营养不良；相反，如能量摄入过剩，则会造成异常的脂肪堆积，导致肥胖。

"三大物质"中，碳水化合物是能量的主要来源（组织器官功能活动及人体运动）。婴儿碳水化合物提供的能量应占总能量的30%～60%。4个月以下的婴儿消化淀粉酶尚未成熟，但乳糖酶的活性比成人高，乳糖容易消化吸收。4个月后的婴儿肠内淀粉酶开始活跃，能逐渐消化淀粉食品。因此，婴儿淀粉类食物添加的最佳时间是4个月以后。碳水化合物不足，则会出现低血糖，同时亦增加蛋白质的消耗，容易引起营养不良。但婴儿肠内过多的碳水化合物经细菌作用发酵，产生大量的低级脂肪酸，后者刺激肠蠕动可引起腹泻。

脂肪是婴儿的最重要的能量来源，脂肪中的不饱和脂肪酸与磷脂亦是脑、神经组织形成和发育所必需的。0～6岁的婴儿按每天摄入人乳800毫升计，则可获得脂肪27.7克，含能量1 025千焦（244.87千卡），占总能量的47%。我国营养学会推荐婴儿脂肪供能为总能量的45%～50%。6个月后虽然添加一些辅助食品，但还是应以奶类食品为主，脂肪提供的能量比仍然较高，推荐的脂肪供能量占总能量的35%～40%。

虽然蛋白质供能仅占总能量的8%～15%，但是婴儿生长迅速，身体处于正氮平衡，不仅蛋白质的量按每单位体重计大于成人，而且需要更多

优质蛋白质。6个月的婴儿需要的必需氨基酸量比成人多 $5 \sim 10$ 倍。除成人的 8 种必需氨基酸外，婴儿早期肝脏功能还不成熟，还需要由食物提供组氨酸、半胱氨酸和酪氨酸，以及牛磺酸。人乳中必需氨基酸的比例最适合婴儿生长的需要。推荐蛋白质的参考摄入量，人乳喂哺的婴儿，蛋白质 2.0 克/（千克·天）。牛乳喂养者为 3.5 克/（千克·天），大豆或谷类蛋白为 4.0 克/（千克·天）。

三、 不可或缺的矿物质和微量元素

矿物质和微量元素也是儿童生长发育的必需物质。钾、钠、钙等无机离子是细胞兴奋性的基础，是机体内环境稳定的主要成分。同时也是各组织器官的组成基础，如骨骼、牙齿等硬组织大部分由钙、磷、镁组成，软组织中含钾较多。人体必需微量元素（碘、锌、硒、铜、钼、铬、钴、铁）共 8 种，其中铁、碘、锌为容易缺乏的微量营养素；铁元素的缺乏常可导致缺铁性贫血，缺锌可导致宝宝食欲不振等现象。

维生素是维持人体正常生理功能所必需的一类有机物质，在人体生长、代谢、发育过程中发挥着重要的作用，其主要功能是调节人体的新陈代谢，并不产生能量。多数维生素体内不能合成或合成量不足，故必须由食物供给。对儿童来说，维生素 A、维生素 D、维生素 C、维生素 B_1 是容易缺乏的微量营养素。表 5 为各种维生素及矿物质的作用及来源情况。

表5 各种维生素和矿物质的作用及来源

种类	作用	来源
维生素 A	促进生长发育和维持上皮组织的完整性，为形成视紫质所必需的成分，与铁代谢、免疫功能有关	动物肝脏、牛奶、奶油、鱼肝油；有色蔬菜中的胡萝卜素
维生素 B_1（硫胺素）	是构成脱羧辅酶的主要成分，为糖类代谢所必需，维持神经、心肌的活动功能，调节胃肠蠕动，促进生长发育	米糠、麦麸、豆、花生、瘦肉；肠内细菌和酵母可合成一部分

种类	作用	来源
维生素 B$_2$（核黄素）	为辅黄酶主要成分，参与体内氧化过程	动物肝脏、蛋、鱼、乳类、蔬菜、酵母
维生素 PP（烟酸）	是辅酶Ⅰ及辅酶Ⅱ的组成成分，为体内氧化过程所必需；有维持皮肤、黏膜和神经的健康，防止癞皮病，促进消化的功能	动物肝脏、肉类、谷类、花生、酵母
维生素 B$_6$	为转氨酶和氨基酸脱羧酶的组成成分，参与神经、氨基酸及脂肪代谢	各种食物及肠内细菌合成
维生素 B$_{12}$	参与核酸的合成、促进四氢叶酸的形成等，促进细胞及细胞核的成熟，对生血和神经组织的代谢有重要作用	动物性食物
叶酸	叶酸的活性形式四氢叶酸是体内转移"一碳基团"的辅酶，参与核苷酸的合成，特别是胸腺嘧啶核苷酸的合成，有生血作用；胎儿期缺乏可引起神经管畸形	绿叶蔬菜、动物肝脏、动物肾脏、酵母
维生素 C	参与羟化和还原过程，对胶原蛋白、细胞间黏合质、神经递质（如去甲肾上腺素等）的合成，类固醇的羟化，氨基酸代谢，抗体及红细胞的生成等均有重要作用	各种水果及新鲜蔬菜
维生素 D	调节钙、磷代谢，促进肠道对钙的吸收，维持血液钙浓度，有利骨骼矿化	鱼肝油、动物肝脏、蛋黄；人皮肤日光合成
维生素 K	由肝脏利用、合成凝血酶原	动物肝脏、蛋、豆类；部分维生素 K 由肠内细菌合成
钙	为凝血因子，能降低神经、肌肉的兴奋性，是构成骨骼、牙齿的主要成分	乳类、豆类、绿色蔬菜
磷	是骨骼、牙齿、细胞核蛋白、各种酶的主要成分，协助糖、脂肪和蛋白质的代谢，参与缓冲系统，维持酸碱平衡	乳类、肉类、豆类和谷类

续表

种类	作用	来源
铁	是血红蛋白、肌红蛋白、细胞色素和其他酶系统的主要成分，帮助氧的运输	动物肝脏、动物血、豆类、肉类、绿色蔬菜、杏、桃
锌	为多种酶的成分	鱼、蛋、禽、全谷、麦胚、豆类、酵母等
镁	为构成骨骼和牙齿的主要成分，激活糖代谢酶，与肌肉神经兴奋性有关，为细胞内阳离子，参与细胞代谢过程	谷类、豆类、干果、乳类
碘	为甲状腺素的主要成分	海产品

　　除此之外，水和膳食纤维也是儿童生长发育必不可少的营养物质。儿童全身含水量较成人多，如新生儿全身含水量约占体重的 78%。由于婴儿新陈代谢旺盛，水的需要量相对较多，每天大约需要 150 毫升/千克。膳食纤维包括纤维素、半纤维素、木质素、果胶、树胶、海藻多糖等。膳食纤维有吸收大肠水分，软化大便，增加大便体积，促进肠蠕动等功能。婴幼儿可从谷类、新鲜蔬菜、水果中获得一定量的膳食纤维。

四、 母乳喂养最理想

　　母乳喂养是一种天然喂养方式。世界卫生组织与联合国儿童基金会在大量科学研究的基础上，世界卫生大会向全球联合倡议，婴儿出生后最初 6 个月应纯母乳喂养，并建议妈妈们坚持哺乳 24 个月以上，以此作为人类哺育婴儿的最理想方式。通常，母乳喂养会持续 8～12 个月。然而，很多母亲出于各种考虑，或者因为工作太忙，或者为了维持身材，多采用人工喂养的方法，而这种做法是不可取的。之所以大力提倡母乳喂养，因为母乳喂养有很多的优点是人工喂养所不能比拟的。

　　母乳喂养不仅仅具有经济、方便、温度适宜、有利于婴儿心理健康等优点，关键是母乳是婴儿最好的天然食物，一个健康的母亲可提供足月儿正常生长到 6 个月所需要的营养素、能量、液体量。母乳喂养还有助于提高宝宝的免疫力，母乳含有不可替代的免疫成分，如免疫球蛋白 A、免疫活性细胞（巨噬细胞、淋巴细胞）、细胞因子等。母乳中的催乳素也是一种有免疫调节作用的活性物质，可促进新生儿免疫功能的成熟。此外，妈妈们也可从哺乳中获得生理及心理方面的益处，哺乳可加快母亲产后子宫复原，减少再受孕的机会，还有助于建立母子之间的感情等。

（一）母乳喂养前的准备

当然，成功的母乳喂养应当是母子双方都积极参与并感到满足。然而初为人母者往往不能做到这一点，可能导致母乳喂养失败。因此应当早做准备，未雨绸缪，为顺利喂养打下基础。准妈妈应当在妊娠后期每天用清水（忌用肥皂或酒精之类）擦洗乳头；乳头内陷者采用按摩方法帮助恢复正常，方法是用两手拇指从不同的角度按压乳头周围皮肤，使乳头突出并向周围牵拉。早期的清洗有助于乳头接受日后宝宝的吮吸，否则宝宝长期地吮吸会导致乳头破裂出血，疼痛难忍，每次哺乳后可挤出少许乳汁均匀地涂在乳头上，乳汁中丰富的营养物质对乳头表皮有一定的保护作用。

（二）吸吮与开奶

宝宝出生以后，有力的吸吮是促进乳汁分泌的重要因素，吸吮是主要的条件刺激。很多母亲因为不能泌乳或者泌乳过少而服用各种催乳药物或营养品，但是没有明显的效果。这是因为泌乳的关键在于母体泌乳素的分泌，而泌乳素的分泌又依赖于宝宝的吮吸活动，因此，即使母乳过少也要坚持让宝宝吮吸。吸吮对乳头的刺激可反射性地促进泌乳。婴儿每天多次、按需哺乳，使吸吮有力，乳头得到多次刺激，使泌乳素在血中维持较高的浓度，乳汁分泌增加。

新生儿降临人间以后开始的第一次喂奶俗称"开奶"。产后 15 分钟至 2 小时即可喂奶。初乳中的营养物质特别是免疫成分较为丰富，因此初乳更加珍贵。尽早开奶还可减轻婴儿生理性黄疸，同时还可减轻婴儿生理性体重下降、低血糖的发生。

（三）哺乳技巧

正确的哺乳姿势可刺激宝宝的口腔动力，有利于吸吮。正确的哺乳方法，应先将一手的拇指和其余四指分别放在乳房的上、下方，并把乳房托起成直锥形，而且母婴必须紧密相贴，宝宝的头与双肩朝向乳房。妈妈身体一定要放松，身体略向前倾，用另一手掌根部托起宝宝颈背部，四指支撑婴儿头部。喂母乳时无论白天和夜间都要把宝宝抱起来喂，吃空一侧乳汁才能更好地刺激乳腺再分泌。

等待哺乳的宝宝应处于清醒状态，有饥饿感，已更换干净的尿布。哺乳时，妈妈要穿宽松的衣服，最好使用哺乳胸罩。在喂奶之前，用温湿毛巾擦拭乳房和乳头，并用手进行按摩，使乳腺充分扩张，促进乳房循环流量；从外侧边缘向乳晕方向轻拍或按摩乳房。两侧乳房应先后交替进行哺乳。若一侧乳房奶量已能满足婴儿需要，则可每次轮流哺喂一侧乳房，并将另一侧的乳汁用吸奶器吸出。妈妈一定要注意每次哺乳应让乳汁排空，否则容易导致"积奶"而出现乳房肿块，甚至引发炎症。

由于与泌乳有关的多种激素都直接或间接地受下丘脑的调节，下丘脑功能与情绪有关。故泌乳受情绪的影响很大，心情压抑可以刺激肾上腺素分泌，使乳腺血流量减少，阻碍营养物质和有关激素进入乳房，从而使乳汁分泌减少。刻板地规定哺乳时间也可造成精神紧张，故在婴儿早期应采取按需哺乳的方式并保证妈妈的身心愉快和充足的睡眠，避免精神紧张，促进泌乳。

（四）停止母乳喂养的情况

凡是母亲感染 HIV（人类免疫缺陷病毒），或患有慢性肾炎、糖尿病、恶性肿瘤、精神病、癫痫或心功能不全等严重疾病应停止哺乳。然而，乙型肝炎病毒携带者并非哺乳的禁忌证。

五、 人工喂养

母乳喂养虽然胜过任何一种人工替代喂养方法，但是在生活中，仍然有部分妈妈不宜哺乳。那么由于各种原因不能进行母乳喂养时，可使用配方奶粉人工喂养。

市场上销售的大部分配方奶粉是以牛乳为基础改造的奶制品，使主要营养成分尽量接近于人乳，同时添加一些重要的营养素，如乳清蛋白、不饱和脂肪酸、乳糖及部分微量营养素（核苷酸、维生素 A、维生素 D、β 胡萝卜素和铁、锌等），使用时按年龄段选用。合理的奶粉调配在保证婴儿营养摄入中至关重要。

六、　添加辅食

6 个月后的宝宝，单纯依赖母乳喂养已经不能满足其生长需要了。如果不及时添加辅食，宝宝的生长发育就会减慢或者停滞，也容易引起各种营养缺乏或感染性疾病。此时，需要由出生时的纯乳喂养向固体食物喂养转换。在这个过渡时期应让宝宝逐渐接受成人固体食物，培养其食欲和独立的进食能力。

给宝宝增加辅食的时间和过程视其接受能力而定，一般应在其 4～6 月龄，体重达 6.5～7 千克时进行。给宝宝选择的食物应易于吸收、能满足生长需要、又不易引发过敏。增加辅食应当遵循从稀到稠（从流质到固体）、由一种到多种、从细小到粗大、由少量到多量等原则。

4～6 个月的宝宝体内贮存铁消耗已尽，应考虑给其补充铁，通常能满足这些条件的食物是强化铁的米粉、鸡蛋黄。可添加的蔬菜（如胡萝卜、南瓜等）、水果（如苹果、猕猴桃等），以补充维生素、矿物质。7～8 个月后可逐渐引入动物性食物，如鱼类、蛋类、肉类和豆制品。给宝宝制作食物时，不要只注重营养而忽视了口味，否则不仅会影响宝宝的味觉发育，而且可能导致宝宝日后挑食，甚至厌食。

宝宝辅食添加的过渡时期仍应保证每天摄入 600～800 毫升乳类，作为宝宝营养的主要来源。其他食品作为一种补充食品，不可很快让辅食替代乳类。表 6 为婴儿过渡时期食物引入。

表6　婴儿过渡时期食物的引入

月龄	食物性状	食物种类	餐数（每天）		进食技能
			主餐	辅餐	
4～6月	泥状食物	菜泥、水果泥、含铁配方米粉、配方奶	6次奶（断夜间奶）	1次	用汤匙喂
7～9月	末状食物	软饭（面）、肉末、菜末、蛋、鱼泥、豆腐、配方米粉、水果	4次奶	1餐饭，1次水果	学用杯子
10～12月	碎食物	软饭（面）、碎肉、碎菜、蛋、鱼肉、豆制品、水果	2餐饭	2～3次奶，1次水果	抓食、自己用汤匙

　　每次增加一种新的辅食后，必须注意宝宝的粪便及皮肤状况有无异常，如腹泻、呕吐、皮肤出疹子或潮红等反应。若喂食3～5天内，没有发生上述不良反应，就可以让宝宝再尝试其他新的食物；若有任何异常反应，就应该立即停止喂宝宝吃这种食物并及时就诊。单一食物引入的方法可帮助了解宝宝是否出现食物过敏。

　　为训练宝宝的进食能力，应注意引入的方法和食物的质地，如用汤匙、杯子进食可帮助口腔动作协调，学习吞咽；7～9个月宝宝食物的质地从泥（茸）状过渡到碎末状，可帮助学习咀嚼。最好的喂食方式，是将食物装在碗中，用汤匙一口一口地慢慢喂，以此训练宝宝开始适应大人的饮食方式。当宝宝具有稳定的抓握力之后，可以训练他自己拿汤匙。让宝宝手抓食物，既可增加其进食的兴趣，又有利于眼手动作协调和培养独立能力。

第三节

正确的婴幼儿护理是关键

一、 新生儿护理

胎儿从脱离母体到出生后 28 天，医学上称为新生儿期。这是宝宝开始独立生活的第一阶段，身体变化很大，所以保健护理非常重要。

（一）脐部护理

新生儿的脐带残端，一般出生后脱落。脐带残端未脱落前要注意检查包扎脐带残端的纱布有无渗血。脐带残端脱落后，脐孔窝里如发现有血水或脓等渗出物，可涂 75% 酒精，保持干燥，切忌自作主张往脐部撒"消炎药粉"，往往未能消炎反而导致感染。当脐炎伴有全身症状时，应及时去医院治疗。

刚出生的宝宝脐带残端脱落后，由于腹压的作用，脐带残端可能会逐渐增大，腹腔中的液体、肠管或大网膜进入脐带残端，形成脐疝。民间称"气肚脐"。当宝宝哭闹、排便时，随着腹压增高，脐疝增大；当宝宝安静时，脐疝会减小，甚至看不见。脐疝一般在宝宝 1～2 岁时自愈，无须治疗。但如果发现宝宝有特大脐疝，这就属于疾病范畴，需要及时就诊，必要时采取手术治疗。

（二）防寒保暖

因为新生儿调节体温的功能差，容易受外界温度和环境变化的影响，若外界温度变化大，而没有给新生儿采取适当的保温措施，容易发生疾病，因此新生儿的保暖是很重要的。

要调节好室温，保持室内空气新鲜，温度适宜。冬季有空调或其他取暖设备的家庭，要定期开窗或开门调节空气，夏季除通风外，还要在地上洒冷水或放冷水盆，帮助降温。有空调的家庭，室温保持在与室外温度相差8℃左右或者在25℃以上，湿度在60%～65%。

宝宝吃奶或哭闹时，应适当减少衣被，以不出汗为宜。不能让新生儿太靠近暖气管或煤炉，以免发生意外。早产儿或体弱儿，冬季要戴帽子防寒保暖。

另外，要时时注意观察宝宝的冷暖反应，如果宝宝身上发凉，面色发青，体温低于35℃，表示过冷，应加强保暖；如果宝宝哭闹，挣脱包被，手臂伸出被外，面部有汗，鼻尖额头湿黏，表示过热，应适当减少衣被。有些老年人认为"新生儿没有六月天"，因此，三伏天也把宝宝裹得严严实实，结果捂出了毛病。

（三）口腔卫生

新生儿口腔黏膜柔嫩，血管丰富，较干燥。正常新生儿无须做口腔护理，只需喂奶后擦净口唇、嘴角、颌下的奶渍，保持皮肤黏膜干净清爽。如患有口炎或其他口腔疾病则须做口腔护理。先洗净双手，将新生儿侧卧，用毛巾围在颏下及枕上，防止沾湿衣服及枕头。用镊子夹住生理盐水棉球，先擦两颊内部及齿龈外面，再擦齿龈内面及舌部，每擦一个部位，至少更换一个棉球。注意勿触及咽部，以免引起恶心。擦洗之后用毛巾擦净面部及嘴角，口唇干燥者涂以液状石蜡或食用植物油，口腔内根据需要涂药。

注意做口腔护理时使用的物品一定要清洁卫生，经过消毒方可使用。棉球蘸取的溶液不可过多，防止婴儿将溶液吸入呼吸道，操作时动作要轻，棉球要夹紧，防止棉球掉到口腔后部，堵住咽喉造成窒息。

婴儿在6周时，口腔上腭中线两侧和齿龈边缘出现一些黄白色的小点，很像是长出来的牙齿，俗称"马牙"或"板牙"，医学上称为上皮珠。上皮珠是由上皮细胞堆积而成的，是正常的生理现象，不是病。"马牙"不影响婴儿吃奶和乳牙的发育，在出生后的数月内会逐渐脱落，有的婴儿因营养不良，"马牙"不能及时脱落，这也没多大妨碍，不需要医治。个别婴儿可出现摇头、烦躁、咬奶头，甚至拒食，这是由于局部发痒、发胀等不适感引起的，一般不需做任何处理，随牙齿的生长发育，"马牙"或被吸收或自动脱落。"马牙"切忌用未消毒的物品去处理。曾经有一位老奶奶看孙子长了"马牙"，用布蘸水去擦，结果擦破造成口腔糜烂，高热不退，后经医院抢救才转危为安。因此一定要正确对待"马牙"问题。

（四）通畅呼吸道

新生儿的呼吸特点是浅而快，节律不同，因此必须保持新生儿呼吸道通畅。新生儿鼻黏膜柔软而富有血管，遇到轻微刺激就容易充血、水肿，使原来较狭窄的鼻腔更加狭窄而致呼吸不畅，烦躁不安。鼻腔分泌物是造成新生儿鼻塞的重要原因。清理鼻腔分泌物时，切勿用镊子强力夹出，要先软化鼻痂，用棉棒蘸清水往鼻腔内各滴 1~2 滴，或用母乳、牛奶滴入亦可，经 1~2 分钟待鼻痂软化后再用干棉签将其拭出，或用软物刺激鼻黏膜引起喷嚏，鼻腔的分泌物即可排除，从而使新生儿鼻腔通畅。不能用成人的滴鼻净（萘甲唑啉）药水，以免中毒。

（五）皮肤护理

胎脂有保护皮肤作用，出生后数小时可逐渐吸收，不要清洗。新生儿皮肤柔嫩，易擦伤引起感染，特别是颈下、腋下、大腿根部和臀部，每天应清洗，防止感染。

新生儿不需用肥皂，肥皂是一种脱脂剂，而新生儿的皮肤很娇嫩，需要保留所有的天然油脂，所以 6 周前只能用水洗。6 周后，可以选择使用婴儿香皂或沐浴露。

（六）经常洗澡

一般出生后 1 ~ 2 天就可以给宝宝洗澡了。宝宝新陈代谢旺盛，经常洗澡可使皮肤清洁，改善血液循环。给宝宝沐浴一般在两次喂乳之间，室温宜保持在 26 ~ 28℃。沐浴时，准备好浴盆、衣服、尿布、浴巾及婴儿专用洗发水等。沐浴要选择舒适安全的环境，浴室要通风，但要避风。妈妈的指甲不宜过长，给宝宝沐浴前要取下手表、戒指、手镯等。用肥皂洗净双手，清洁浴盆，备好温度适宜的温水。

妈妈先用小毛巾洗净宝宝的双眼，然后洗脸、鼻、耳、颈部，左手掌托着头部，以拇指及中指轻压耳朵，避免洗澡水流入耳内。洗头时，先将头发打湿，涂上洗发水再轻轻揉洗，然后洗净，擦干头部。清洗身子时，让宝宝后颈枕在妈妈手臂上，用手掌轻托宝宝手臂，另一只手托住臀部，平着抱起，慢慢放入浴盆打湿前身，手抹浴液，搓洗颈部、腋下、手掌、腹股沟及会阴处等。

洗浴的时间不宜过长。女婴外阴部冲洗由前到后，防止肛门周围的粪便污染阴道及尿道。

（七）充足睡眠

新生儿时期，除了吃奶、换洗外，几乎都在睡眠中，睡眠时应避免光线直接刺激眼睛。新生儿睡眠时不能处于饥饿状态。正常情况下新生儿每天有 18 ~ 22 小时是在睡眠中，可有些新生儿睡眠却总遇到问题，如白天睡觉很好，可是到了夜晚就哭闹不睡了，即人们通常所说的"夜哭郎"。对这样的宝宝可以让他白天少睡一些，使他疲劳，晚上自然就能睡得好一些了。

另外，有的宝宝睡眠不稳，可以认真找找原因。如果室内温度过高，给宝宝包裹的太多，就可能因太热导致睡不安稳，这时宝宝鼻尖上可能有汗珠，摸摸身上也会潮湿，需要降低室温，减少或松开包被，宝宝感到舒适了自然就能入睡。如果室内温度太低，宝宝的小脚发凉，则表示宝宝是由于保暖不好而睡不安，可加盖棉被。其他如需要给宝宝更换尿布或纸尿裤了，饥饿，睡眠环境太吵等，这些都有可能导致新生儿睡眠不稳，要针对形成的原因去采用相应的措施。如果上述情况都不存在，而母亲在孕期有维生素 D 和钙剂摄入量不足的情况，新生儿可能有低钙血症，其早期也表现睡觉不踏实，可给宝宝补充维生素 D 和葡萄糖酸钙以纠正。

睡眠姿势对宝宝的健康与体型的发育关系很大。新生儿睡觉不应用枕头，因为此时头围大于胸围，若其睡觉时再加枕头，会使头部前倾或偏向一侧，影响其呼吸或使其睡不舒适，可能造成头颈部畸形。

如果除睡眠不安还伴有发热、不吃奶等其他症状，应及时去医院检查诊治。

（八）慎重用药

新生儿处于生长发育期间，一些器官和组织尚未发育成熟，新陈代谢旺盛，血液循环需要的时间短，吸收、排泄都比较快，抵抗力弱，容易生病，对药物的反应敏感性强，用药不当，容易产生不良反应。因此，要在医生指导下治疗疾病，不要随便给小儿用药。

1. 应注意解热镇痛剂的使用

一般应避免使用此类药物，因为这类药物可引起新生儿青紫症、贫血及肚脐出血、吐血、便血等，所以一般用布洛芬和对乙酰氨基酚。除非万不得已，不可采用，即使应用，剂量切忌过大，用药时间不可过长。

2. 注意某些抗生素的使用

如四环素类药物，容易引起黄斑牙；氯霉素可抑制骨髓的造血功能，可使服药的新生儿发生再生障碍性贫血和粒细胞缺乏症；新霉素可引起新生儿高胆红素血症和耳聋。

3. 尽量少用药

对于新生儿，应注意护理，避免生病，尽量少用药，在新生儿发热时建议采用中药制剂清热解毒。

还有民间的一些习俗，也值得注意。如有的妇女将珍珠粉撒在自己的乳头上，认为让乳儿吸吮后会使其体质健壮，但这种药往往含有朱砂等成分，对人体脏器功能极为有害。还有的人认为让婴儿多吃六神丸可以不生痱子和疮疖，但其含有蟾酥等毒性物质，若超过服用剂量，可引起恶心、呕吐、心跳过缓等症状，严重的会发生心房、心室之间的传导阻滞、惊厥和循环衰竭而死亡，因此千万不能滥用。

二、 婴儿期护理

婴儿期生长发育速度快，对能量和蛋白质的需求特别高。若能量和蛋白质供给不足，容易发生营养不良和发育滞后；但同时也要注意由于宝宝的消化和吸收功能未发育完善，容易发生消化功能紊乱。另外，由于从母体获得的免疫力逐渐消失，而自身后天获得的免疫力弱，容易患感染性疾病。

（一） 断乳

婴儿自出生至 4~6 个月，生长发育速度很快，是体格和智力发育的关键时期，但此时婴儿体质极为柔弱，消化系统和免疫系统功能不成熟。人乳是这段时间的最理想食物，把生化结构及成分复杂的其他食物推迟到 4~6 月龄后再添加是合理的，以减少婴儿发生胃肠道功能紊乱、食物过敏反应及感染性疾病的危险。

在逐步添加断奶食品的条件下，出生后 1~2 岁是大多数宝宝完全脱离母乳的时间，母乳喂养如持续时间过长，不仅会引起营养不足，还会使婴儿眷恋母乳而拒绝尝试其他食物，继而发生厌食、偏食，这是导致营养不良的常见原因。

在婴儿患病、身体不佳或天气炎热的情况下，可适当延长母乳喂养时间。在乳品缺乏或不易获得动物性食品的地区，如母乳尚多，可在 1.5~2 岁停止母乳喂养，但需同时注意辅食的添加，加强进食普通食物能力的训练。

断乳为有计划的自然过程，断奶食品数量和品种由少到多，逐渐减少母乳喂养次数，直至完全不吃母乳。骤然断乳的方法是不可取的，这样突然完全改变婴儿的饮食内容，婴儿不能完全适应，常引起拒食或消化功能紊乱、代谢失调而造成营养不良。

（二）清洁卫生

每天早、晚应给婴儿擦洗，如洗脸、脚和臀部，勤换衣裤和尿布或纸尿裤。有条件者每天沐浴，天气炎热、出汗多时应酌情增加沐浴次数。

在选择尿布和纸尿裤时，一般来说，棉尿布更贴身、透气，经济环保，晴好的白天与夏天使用起来很方便。纸尿裤在阴雨天与夜晚使用会非常方便。

在婴儿大便后，要用温水把其屁股洗干净，尤其腹泻的婴儿一定要不厌其烦地做好清洗工作，而且用毛巾擦干皮肤时，要轻轻把水吸干，而不是来回擦拭皮肤，以免损伤娇嫩的会阴部及肛门周围皮肤。

有些家长在使用尿布时经常忘了更换，特别是用纸尿裤时，认为纸尿裤的吸水性好，多用一段时间没关系，但尿布疹往往发生在这些宝宝身上。尿布要经常暴晒，以杀灭细菌。另外，宝宝刚换下尿布或纸尿裤后，要让屁股自然晾一会儿，不要立刻就包上。

（三）睡眠

充足的睡眠是保证婴儿健康的重要条件之一。婴儿所需的睡眠时间个体差异较大。随年龄增长，婴儿睡眠时间逐渐减少，且两次睡眠的间隔时间延长。很多宝宝喜欢趴着睡觉，但两三个月内的宝宝脖子力量还不大，如果头部周围有物体遮住他的口鼻时，他无法把头转开，发生猝死的概率要远远高于仰睡的宝宝。对婴儿来说仰睡时脸部朝上，口鼻可以直接接触空气。但是有些容易溢奶或呕吐的宝宝，在仰睡时呕吐物可能回呛，阻塞呼吸道，甚至吸入肺部而发生危险，可以选择侧睡。所以，通常侧卧是最安全和舒适的。侧卧时要注意两侧经常更换，以免面部或头部变形。

（四）牙齿

4~10个月宝宝的乳牙开始萌出，会有一些不舒服的表现，如吸手指、咬东西，严重的会表现烦躁不安、无法入睡和拒食等。家长可用软布帮助宝宝清洁齿龈和萌出的乳牙，并给较大宝宝提供一些较硬的饼干、烤面包片或馒头片等食物咀嚼，使其感到舒适。注意检查宝宝周围的物品是否能吃或安全，以防宝宝将所有能拿到的东西放入口中。

"宝宝乳牙长得好不好无所谓，反正迟早要换掉的。"看见自己宝宝牙齿不好，不少家长这样认为。其实，这是错误的观念。如果乳牙没保护好，会导致乳牙排列不齐。而且一旦长了龋齿，严重的会影响到牙根，进而影响宝宝的颌骨发育、进食及语言功能，甚至还会影响到宝宝的面容。因此，乳牙一样重要，保护宝宝牙齿要从婴儿期做起。

当宝宝开始长牙齿的时候，家长应该为他们购买专门为婴儿设计的牙刷。这种牙刷体积比较小，适合宝宝的牙齿大小。另外，应选购刷头较为柔软的牙刷，不会因为刷毛过硬而导致宝宝柔软的牙床出血。宝宝是不需要使用牙膏的，仅仅需要用牙刷沾点清水，温柔地擦拭口腔内部就可以了。如果宝宝想学父母用牙膏，可以购买不含氟化物的牙膏。

三、 幼儿期护理

幼儿期孩子神经心理发育迅速，行走和语言能力增强，自主性和独立性不断发展，与外界环境接触机会增多，但免疫功能仍不健全，对危险事物的识别能力差，故感染性、传染性疾病发病率及意外伤害发生率仍较高。

幼儿期的孩子由于感知能力和自我意识的发展，对周围环境产生好奇、乐于模仿，所以这一阶段是孩子社会心理发育最为迅速的时期。该时期应重视与宝宝的语言交流，通过做游戏、讲故事、唱歌等促进其语言发育与大运动能力的发展。同时，应培养宝宝的独立生活能力，安排规律生活，养成良好的生活习惯，如睡眠、进食、排便、沐浴、游戏、户外活动等。每3~6个月应进行1次体格检查，预防龋齿。由于该时期的宝宝已经具备一定的活动能力，且凡事都喜欢探个究竟，故还应注意异物吸入、烫伤、跌伤等损伤的预防。

四、 学龄前期护理

学龄前期儿童智力发展快，活动范围扩大，自理能力和机体抵抗力增强，是性格形成的关键时期，因此，加强学龄前期儿童的教育非常重要。应注意培养其学习习惯、想象与思维能力，使之具有良好的心理素质。通过游戏、体育活动增强体质，在游戏和活动中学习遵守规则和与人交往。

学龄前儿童饮食接近成人，为保证发育需要，注意平衡膳食，增加食物品种和烹调的多样性以增进儿童食欲。每天三餐一点，养成定时进餐、不挑食、不偏食、少吃零食的良好习惯。学龄前儿童喜欢参与食品制作和餐桌的布置，家长可利用此机会对其进行营养知识、食品卫生和防止烫伤等健康教育。

学龄前期儿童一般进入了幼儿园，此阶段要加强体格锻炼，以增强体质。家长和老师要安排适合该年龄特点的锻炼项目，如跳绳、跳舞、踢毽子、做体操及进行小型竞赛项目。各种活动和锻炼方法轮换安排。要保证每天有一定时间的户外活动，接受日光照射，呼吸新鲜空气。

学龄前儿童已有部分自理能力，如进食、洗脸、刷牙、穿衣、如厕等，但其动作缓慢、不协调，常需他人帮助，可能要花费比成人更多的时间和精力，此时仍应鼓励儿童自理，不能包办。

因学龄前期儿童想象力极其丰富，可导致宝宝怕黑、做噩梦、不敢一个人在卧室睡觉等，常需要成人的陪伴。父母可在儿童入睡前与其进行一些轻松、愉快的活动，以减轻其紧张情绪，还可在卧室内开一盏夜灯。

应每年对学龄前期儿童进行 1~2 次健康检查和体格测量，筛查与矫治近视、龋齿、缺铁性贫血、寄生虫病等常见病，持续监测生长发育，预防接种可在此期进行加强。防病的根本措施在于加强锻炼、增强体质，也要调摄寒热、调节饮食、避免意外、讲究卫生。

要开展安全教育，家庭及幼儿园都要有儿童安全防护设施和措施，要教育孩子不单独外出、不玩火、远离电源和电器、不能私自到河边或水池边玩、不玩尖锐的物品、不随便乱吃东西等，以避免外伤、溺水、中毒、交通事故等意外发生。

第四节

及时预防接种很重要

预防接种，是把疫苗（用人工培育并经过处理的病菌、病毒等）接种在健康人的身体内，使人在不发病的情况下产生抗体，获得特异性免疫。例如，接种卡介苗预防肺结核，种痘预防天花等。我国早在宋代就有人痘接种法，到了明代，随着对传染性疾病的认识加深和治疗痘疹经验的丰富，便正式发明了人痘接种术，是我国中医学治未病思想对人类健康的重大贡献。

在宝宝的生长过程中，按时接受预防免疫至关重要。儿童的非特异性免疫、体液免疫和细胞免疫功能都不成熟，抗感染的能力比成人和年长儿低下，因此适当的预防措施对儿童特别重要。虽然，现在城市大多数家庭已经知道按时给宝宝接种，但是还有很多年轻的爸爸妈妈，没有将免疫接种提高到足够的重视程度，漏打、错打疫苗的现象时有发生。而且，也有不少家长自作主张帮宝宝"省略"了一些其实非常必要的预防疫苗；一些爸爸妈妈也不了解注射疫苗时应该有哪些注意事项，如果疫苗让宝宝有不良反应时该怎么办。那就给宝宝定制一个"免疫接种小护照"吧，让爸爸妈妈们了解疫苗，提醒他们定期给宝宝接种疫苗，让宝宝从小拥有健康体魄。

一、 计划内疫苗

计划内疫苗（一类疫苗）是国家规定纳入计划免疫的免费疫苗，是从宝宝出生后必须进行接种的。通过有计划地使用生物制品进行预防接种，以提高人群的免疫水平、达到控制和消灭传染病的目的。表 7 为国家免疫规划疫苗儿童免疫程序表。

表 7 国家免疫规划疫苗儿童免疫程序表

疫苗种类	预防疾病	接种年（月）龄														
		出生	1个月	2个月	3个月	4个月	5个月	6个月	8个月	9个月	18个月	2岁	3岁	4岁	5岁	6岁
乙肝疫苗	乙型病毒性肝炎	1	2					3								
卡介苗	结核病	1														
脊灰灭活疫苗	脊髓灰质炎（小儿麻痹症）			1												
脊灰减毒活疫苗	脊髓灰质炎（小儿麻痹症）				1	2								3		
百白破疫苗	百日咳、破伤风、白喉				1	2	3				4					
白破疫苗	白喉、破伤风															1
麻风疫苗	麻疹、风疹								1							
麻腮风疫苗	麻疹、腮腺炎、风疹										1					
乙脑减毒活疫苗	流行性乙型脑炎								1			2				
乙脑灭活疫苗	流行性乙型脑炎								1、2			3				4
A 群流脑多糖疫苗	流行性脑脊髓膜炎							1		2						

续表

疫苗种类	预防疾病	接种年（月）龄														
		出生	1个月	2个月	3个月	4个月	5个月	6个月	8个月	9个月	18个月	2岁	3岁	4岁	5岁	6岁
A群C群流脑多糖疫苗	流行性脑脊髓膜炎												1			2
甲肝减毒活疫苗	甲型病毒性肝炎										1					
甲肝灭活疫苗	甲型病毒性肝炎										1	2				

二、 计划外疫苗

计划外疫苗（二类疫苗）是自费疫苗。可以根据宝宝自身情况、各地区不同状况及家长经济状况而定，此类疫苗具体接种程序见表8。

表8　国家二类疫苗免疫程序表

疫苗名称	预防疾病	接种时间
水痘疫苗	预防水痘	1~12岁儿童接种1针；13岁以上接种2针，间隔6~10周
B型流感嗜血杆菌疫苗	预防小儿肺炎、脑膜炎	6个月以下小儿注射3针，间隔1~2个月，1年后加强1次；6~12月小儿注射2针，间隔1~2个月，18个月加强1次；1~5岁儿童注射1次
流感疫苗	预防流行性病毒性感冒	6个月~3岁儿童注射2针，间隔1个月，每针0.25mL；3岁以上儿童注射1针，0.5mL，每年9~12月份接种
23价肺炎球菌疫苗	预防肺炎链球菌肺炎	注射1针，5年后加强1针
口服轮状病毒疫苗	预防小儿秋季腹泻	2个月~3岁儿童每年口服1次，3~5岁儿童口服1次

三、 预防接种的注意事项

宝宝出生后，医生会给父母一本《儿童预防接种证》，上面会详细建议宝宝应该注射的疫苗和注射时间。合格的父母应该怎么做呢？请接受以下建议。

要严格按照规定的免疫程序和时间进行接种，不要半途而废。如果因为粗心错过规定的注射时间，一定要向医生说明情况，另外约定时间注射。

接种疫苗时要向医生说明宝宝的健康状况，特别是要让医生了解宝宝对即将接种的疫苗是否有禁忌证，否则很可能不仅没有达到预防疾病的作用，反而会引发其他问题。

宝宝接种疫苗以后不要急着回家，要在接种场所休息 30 分钟左右，如果宝宝出现高热和其他不良反应，可以及时请医生诊治。

接种后回到家里，要保持接种部位的清洁，防止局部感染。父母要细心观察宝宝的反应，不要让其剧烈运动，预防不良反应的发生。但如果不良反应强烈且持续时间很长，就应该立刻带宝宝去医院请医生诊治。

四、 正确处理接种后出现的不良反应

（一）区分正常反应和异常反应

各种生物制品对于人体来说，毕竟是一种异物，接种后机体在产生有益反应的同时，有时也会产生一系列不良反应。多数情况下，一些宝宝在接种疫苗后会出现发热、局部红肿、疼痛或硬结等炎症反应，称这类反应为一般反应，也叫正常反应。这是由疫苗本身的性质引起的，多为一过性，不会对组织器官造成不可恢复的损伤。这类反应往往不需处理，一般 2~3 天可自行恢复；对于反应较强的个体亦可单纯对症治疗，如降温或局部热敷等。

极个别宝宝，由于个体差异，接种某种疫苗后可能发生与一般反应性质及表现不相同的反应，这类反应称之为异常反应。例如，接种百白破疫

苗后发生无菌化脓；接种麻风疫苗后出现皮疹、颜面部水肿甚至过敏性休克等变态反应；接种某些活疫苗造成感染扩散等。这类反应症状有时可能很严重，需要及时采取相应措施治疗。异常反应的发生与受种者体质有密切关系，过敏体质者或免疫缺陷者往往更容易发生。

无论是一般反应还是异常反应，在大规模的人群接种中客观上是不能完全避免的。家长应主动向医生提供个体健康状况及既往免疫情况来减少上述两类反应的发生。同时，家长应正确认识接种的异常反应，一旦发生应正确处理，及早采取相应治疗措施，以减小异常反应的危险性。

（二）常见不良反应的简单处理方法

1. 局部红肿热痛

几乎每种经注射接种的疫苗都可能引起这种局部反应。其中比较明显的如破伤风疫苗，还可能同时伴有局部淋巴结肿大、注射部位有瘙痒感等反应。这些局部反应一般都比较轻微，大多在两三天后自行消退。

处理方法：用清洁毛巾热敷注射部位，可以减轻疼痛感和不适感。注意不要让宝宝抓挠注射部位，以免引起继发感染。如果接种疫苗部位的红、肿、热、痛持续性加剧，局部淋巴结明显肿大、疼痛，说明有可能出现继发性感染，要及时带宝宝到医院请医生处理。

2. 发热

注射百白破、麻疹、流感、甲肝等疫苗均会出现发热反应。这种发热一般在接种疫苗后的 24 小时内出现，发热的同时还常常伴有乏力、嗜睡、烦躁和周身不适等全身反应，少数宝宝还可能有恶心、呕吐、腹痛、腹泻等胃肠道症状。一般宝宝的体温在 38.5℃ 以下，持续 1~2 天。

处理方法：如果发热在 38.5℃ 以下，宝宝没有其他明显不适，不必进行特殊处理，让宝宝多喝水、多休息，一般 1~2 天体温就能恢复正常。如果体温超过 38.5℃，同时还伴有较严重的烦躁、呕吐等症状，或体温异常，2 天后持续不退并有继续上升的趋势，要考虑是不是在此期间宝宝又受到了其他病菌的感染，一定要及时去医院就诊。

第五节

锻炼身体要从小抓起

　　小惠的爸爸身体不太好，文文弱弱的，还老生病。小惠出生后，爸爸生怕女儿像自己一样，因此对她百般呵护，穿衣戴帽是春捂秋也捂，平时饮食是添脂又添钙，刮点儿风下点儿雨怕着凉，晴天又怕太阳晒着，总是不许女儿出去玩。可是，如此精心"养育"却一点儿没有让爸爸妈妈省心，该病还得病，康复起来比院里那些粗生粗养的孩子还慢得多。实际上，爸爸这种过度保护、过分小心，反而剥夺了小惠锻炼的机会，削弱了她与生俱来的抗病能力。

一、 新生儿的锻炼

　　宝宝自出生后就应该衣着适宜，不必过暖。居室间温度适宜，冬季室温也不必过高，经常通风，保持空气新鲜，培养宝宝逐渐适应较冷的环境的能力。户外活动可以呼吸新鲜空气，可以使皮肤接受日光中的紫外线的照射，增加维生素 D 的体内合成，有利于骨骼生长，防止佝偻病的发生。宝宝的夏季户外活动时间每天应保持在 2 小时以上，冬季也应安排一定时间户外活动。有条件者可以进行日光浴、空气浴和水浴。

　　新生儿最好的身体锻炼就是对婴儿皮肤进行按摩。按摩时可用少量婴儿润肤霜润滑，在婴儿面部、胸部、腹部、背部及四肢有规律地轻揉与捏握，每天早晚进行，每次 15 分钟以上。按摩可刺激皮肤，有益于气血循环，促进呼吸和消化功能，使肢体肌肉得到放松与锻炼。皮肤按摩不仅给婴儿以愉快的刺激，同时也是父母与婴儿之间最好的情感交流方式之一。

另外，温水浴也称婴儿游泳，这项保健活动在专用安全保护措施下，由经过培训的人员操作和看护，可以持续到宝宝1岁。婴儿游泳不仅使宝宝保持皮肤清洁，而且能提高皮肤适应冷热变化的能力，可促进新陈代谢，增加食欲，有利于睡眠和生长发育。研究发现，身体及早与水接触的婴儿发育良好，体格健壮，头脑聪明。目前，不少国家的政府机构和学术团体积极倡导婴儿游泳，并以多种方式鼓励更多的婴儿参加游泳训练。冬季温水浴应注意室温、水温，做好游泳前的准备工作，减少体表热能散发，防止感冒。

二、 1岁以内婴儿的锻炼

随着宝宝逐渐长大，适当的锻炼可帮助他们提高平衡性、增强体力。宝宝大约1个月大时，父母就可以给宝宝做婴儿被动操了，锻炼时间可长可短，取决于宝宝的反应。锻炼时间要保持长短一致，并且每天锻炼的时间也要相同。要点是将锻炼融入父母和孩子的日常生活中。如果每天在相同地点进行锻炼，宝宝就会熟悉地板、床或毛巾的感觉。

锻炼前为宝宝换上干爽的尿布、宽松的服饰，锻炼时播放着轻柔的音乐。

不同月龄的宝宝锻炼内容如下。

（一）1~4个月

1. 抓握

让宝宝面朝上，躺在地板上，家长用食指钩住宝宝的手，并用拇指和中指握住，轻轻将宝宝的手拉起，以此伸展他的手臂。恢复至起始姿势，每只手臂重复5次。注意不要将宝宝拉离地面。

2. 扩胸

用抓握姿势握住宝宝的双手，将宝宝的手拉向两边，之后拉向胸前交叉，然后再分开，轻缓地进行，重复该动作 5 次。或者可将宝宝的手臂抬高到头部以上，然后向下放至两侧。

3. 蹬自行车

让宝宝面朝上平躺，握住他的双脚或小腿，轻轻将一条腿抬起并推向其胸部，同时伸展另一条腿，每条腿交替推动伸展 3 次，歇息后重复该动作。结束后，让宝宝自由踢腿。

（二）5~7 个月

1. 引体向上

让宝宝面朝上平躺，抓住宝宝的前臂，保持其背部挺直，将宝宝慢慢拉为坐立姿势，缓慢轻柔地将宝宝放回平躺位。重复 4 次。

2. 脚趾移向耳朵

让宝宝面朝上平躺，腿保持平直，缓缓将其右脚踇趾拉向左耳（不要强拉），再拉回到起始姿势，然后将左脚踇趾拉向右耳。每只脚重复 5 次。

3. 手推车

宝宝面朝下俯卧，将手放在他的下腹部，然后将其下体托起，宝宝应用双臂支撑起自己的上体。注意让宝宝抬头向前看，坚持 10 秒钟。

（三）8~12 个月

宝宝慢慢地长大，这时可以训练宝宝坐、爬、仰卧起身、扶站、扶走、双手取物等动作。

1. 爬

8 个月以后宝宝应该就学会爬了，这时最好的锻炼就是爬行。家长可以一手抱着宝宝的膝部，另一手环抱在其胸前，让宝宝双手放在桌上或地上来支撑身体，然后慢慢放松放在胸前的手，鼓励宝宝独立支撑自己，每天练习 1~2 次。视宝宝的耐受情况决定练习时间，一般每次 3~5 分钟。为了激起宝宝爬行的兴趣，还可以在宝宝前方放上玩具，引诱宝宝爬过去取，家长可以扶住宝宝的小腿，或用手托住宝宝脚掌，左右交替地弯曲其膝关节，助其向前爬行，重复2~3遍，每天1~2次。多次练习之后，宝宝就能自己向前爬了，相信不久之后，就可以看到宝宝在床上、垫子上熟练地爬行了。

2. 站

10个月时，宝宝能站起来了。一般宝宝在8个月左右，可经扶持慢慢站立起来，9个月时能攀扶家具站起来，到10个月大时就可独立站立了。站是走的前驱期，宝宝学会了站再学走，活动力会比直接学走增加几倍。家长可以将宝宝放在高度适中的桌子前或茶几前，将宝宝喜欢的玩具放在上面，鼓励宝宝站着玩玩具，借此训练他的耐力及稳定性。

三、 1~2岁幼儿的锻炼

1岁后的宝宝开始蹒跚学步了。这时，父母不要怕孩子摔倒，要鼓励他们大胆地进行尝试。初学时，可让宝宝在学步车里学习行走，当步子迈得比较稳时，父母可拉住宝宝的双手或单手让他学迈步，也可在宝宝的后方扶住腋下或用毛巾拉着，让他向前走。锻炼一个时期后，宝宝慢慢就能开始独立地尝试，父母可站在面前，鼓励他向前走。初次，他可能会步态蹒跚，向前倾着，跌跌撞撞扑向你的怀中，收不住脚，这是很正常的表现，因为他对重心还没有掌握好。渐渐地就能熟能生巧，会越走越稳，越走越远，用不了多长时间，就能独立行走了。1岁多时已能走得比较稳了。

四、 2~6岁幼儿的锻炼

2~6岁的宝宝，尽管身体各方面还比较稚嫩，但要宝宝长得健壮，进行力所能及的锻炼是不可缺少的。特别是3岁以后的宝宝，其神经系统和运动系统的发育日趋成熟，这时宝宝的体格锻炼应该采取综合的形式来进行。

（一）户外运动

一般来说，一年四季均可进行户外活动。户外活动可增加宝宝对冷空气的适应能力，提高机体免疫力；接受日光直接照射还能预防佝偻病。

婴儿出生后应尽早进行户外活动，到人少、空气新鲜的地方，时间由每天1~2次，每次10~15分钟，逐渐延长到1~2小时；冬季户外活动时仅暴露面、手部，注意身体保暖。除恶劣气候外，应多鼓励宝宝在户外玩耍。

3岁后爸爸妈妈可以让宝宝进行户外的走、跳、跑、登等体育运动，或做儿童健身操、游泳等运动量较大的游戏活动，既可以利用充足的阳光、新鲜的空气、清洁的水流等自然条件，又能够通过各种活动对宝宝的健康成长产生积极的影响。

五六岁以上的孩子可以在成人指导下参加各种体育运动，如田径、舞蹈、滑冰等。体育运动对儿童身体能产生短期和长远的影响，能使肌肉系统紧张度增加，肌纤维增粗，耐力和活动力增强；能使呼吸加快加深，增加肺活量，发达呼吸肌；能使血液循环加速，心脏收缩力加强，改善心、血管功能；能使神经系统反应灵活、迅速；能活跃物质代谢，改善消化功能，提高食欲等。

对于孩子来说，不要一味追求运动的强度，而要根据孩子的年龄特点、兴趣和需要，选择适合他们年龄段的、自己喜欢的，并且有条件的、能够坚持下去的游戏或运动。关键是要使孩子能坚持锻炼，如果三天打鱼两天晒网，就不会有大的效果。家长在与孩子共同的体育锻炼中，对孩子要少批评，多指导，多肯定，多鼓励，营造一种宽松和谐的气氛。

（二）做游戏

做游戏是孩子的正当行为，是孩子生活中不可缺少的内容。游戏可以丰富知识，发展思维、想象、观察和动手能力，培养机智、敏捷、勇敢的作风。集体游戏可以培养孩子团结友爱的精神和组织纪律性。游戏中的奔跑、追逐、跳跃、拍球等动作，使孩子全身大、小肌肉活动起来，有利于孩子身体发育健康。

　　2~3岁可选择的游戏有：手指体操、捏橡皮泥、踢定位球、踢滚动球、侧滚、驮物爬、两腿夹物走、拍球等。3~5岁可选择的游戏有：各种曲线跑、躲闪游戏、跳皮筋、伸展性体操、单足站立、学骑自行车、跳房子、跳绳等。另外，玩耍各种套叠玩具、穿绳玩具、积木、积塑等，有助于锻炼其肌肉动作和手指的灵活性。

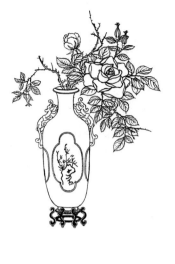

第三章

有病早治

——关键是早发现

第一节

关注儿童亚健康

一、 非健康非患病的中间状态

健康是指一个人在身体、精神和社会等方面都处于良好的状态。在健康和疾病状态之间，人体还存在着一种非健康非患病的中间状态，把这种状态称为亚健康状态。由于人们习惯上把健康称为第一种状态，患病称为第二种状态，因此又把这种非患病非健康的中间状态称为"第三状态"，也称灰色状态、病前状态、亚临床期、临床前期、潜病期等。

世界卫生组织认为，亚健康状态是健康与疾病之间的临界状态，尽管这时各种仪器及检验结果均为阴性，但人体会有各种各样的不适感觉。亚健康是一个新的医学理论、新概念，也是社会发展、科学与人类生活水平提高的产物，它与现代社会人们的不健康生活方式及所承受的社会压力不断增大有直接关系。

亚健康状态作为介于健康和疾病这个连续过程之间的一个特殊的、短暂的阶段，它既可以因为处理得当而又恢复到健康状态，又可以因为处理不当而发展为各种疾病。

二、 儿童亚健康的表现

亚健康状态不仅存在于成年人之中，也存在于儿童中。不少父母认为，孩子没病、没痛、能吃、能睡就是健康。医学专家指出，健康不但是生理上没有患病，而且在心理、社会适应能力上都要处于完好状态。如果孩子出现多动、注意力不集中、胆小、孤僻、平衡能力差、爱挤眉弄眼、容易疲劳、食欲不振等表现，就要考虑是否处于亚健康状态了。

在儿科门诊中，有不少孩子是到处看病，却又查不出病，这些孩子大多属于亚健康。比如有的孩子，腹痛经常发作，什么检查都做过了，还是查不出原因，发作时间不长，只有几分钟，有的甚至几秒钟，最长不超过两小时，历时一两年，也不影响发育。其实，这些腹痛主要是由于肠过敏引起的。小儿腹痛有两个多发阶段，一是断乳前后，二是上小学一二年级的时候。前者是因为断乳后孩子的食谱发生了很大变化，进食了许多和以前不一样的食物；后者是因为孩子上了学，生活规律和生活环境发生了很大变化，加上孩子胃肠比较敏感，就可能出现腹痛。一些小儿哮喘也是一样，只不过过敏是发生在呼吸道，孩子大了，有些过敏慢慢就好了。

孩子的亚健康状态与成年人不一样，其症状常像某些外科疾病，因而很容易使父母担心。事实上，这类情况大多会不治而愈。这是因为，人从新生儿到成人，对环境需逐渐适应，且适应过程多不自觉，偶尔也会有所表现。正常无病的孩子应该是能吃、能玩、能长，且在不同年龄段的表现也略异。如果他们偶感不适，时间又不长，当天不影响生活，长远不影响营养的，可以视为第三状态，即亚健康状态。对于孩子第三状态的治疗，家长尤其是母亲，应该掌握小儿健康的标准，以及如何观察和保证小儿食欲、精神、活动正常的方法。家长应该每个月为孩子量身高、测体重，只要不影响发育，应该说就不会有什么问题。

三、 导致儿童亚健康的主要因素

儿童的亚健康状态，主要由于营养不良、环境污染和家庭社会因素所引起。有关调查表明，目前在我国儿童中，维生素 A 缺乏占儿童总数的 20%，贫血达儿童总数的 24.2%。导致维生素 A 缺乏和贫血的罪魁祸首是不良的生活习惯和饮食习惯。营养专家认为,代乳品会造成婴儿营养不全,加上在孩子的成长过程中,如不能及时添加副食及其他必要的营养,也可能引起孩子缺钙、缺铁等;孩子挑食也是造成营养不良的重要原因。

五颜六色的玩具和学习用品,在给孩子带来愉悦和帮助的同时,也会让其受到污染(如铅)。此外,马路上机动车尾气中的铅含量离地面 1 米左右浓度最高,而这刚好是儿童的呼吸带。检测表明,城市儿童血液中含铅量偏高的达 27.11%。铅含量过高,对儿童身心十分不利。

此外,家庭社会因素也是一个不容忽视的原因。随着经济的快速发展,越来越多的农民工走入城市。留守儿童问题成了近年来一个突出的社会问题。他们在思想认识及价值观念上无法受到父母的引导和帮助,成长中缺少了父母情感上的关注和呵护,极易产生认识、价值上的偏离和个性、心理发展的异常。另外,家庭的过分溺爱与放纵使孩子有一种优越心理,做事容易以自我为中心,很少考虑别人,在各种能力表现上缺少独立性。

四、 儿童亚健康状态的危害

儿童亚健康状态有哪些危害呢?

第一,亚健康状态会影响孩子的生长发育。亚健康状态的儿童常因食欲不振、代谢紊乱等现象,造成机体营养素摄入不均衡,影响骨骼、神经等身体发育,进而会影响孩子的智力发育。

第二,亚健康状态会给孩子造成心理危害。儿童亚健康状态带来的悲观、没有耐心、没有兴趣等负面情绪给孩子的性格成长、人格完善造成不自信、多疑、自恋、偏执、自卑等性格缺陷。

第三,亚健康状态会影响孩子学习。亚健康状态使儿童学习动力不足和缺乏效率,承受学习压力的能力差,从而导致在幼儿园表现差,成绩下降,而成绩的不理想进一步降低学习兴趣,形成恶性循环,严重的会产生厌学情绪。

第四,亚健康状态可能埋下疾病"祸根"。儿童亚健康状态容易使多种疾病乘虚而入。如果得不到及时治疗,极有可能发展成为抑郁症、自闭症、厌食、发育迟缓等多种身心疾病。

总之，儿童亚健康状态并非真正意义上的疾病状态，但如果不加重视，会给身体组织器官发生器质性病变创造条件。所以医师和家长应密切配合，采用日常综合调护的方式，增强孩子的免疫功能，强化其体质，以积极的心态和方法，尽早让孩子摆脱亚健康状态。

五、 积极预防儿童亚健康状态

在过去，很少有人注意到儿童亚健康状态这一现象。随着社会发展，人们对健康需求的不断提高，社会和家长对儿童亚健康状态越来越重视。现代医学认为，儿童亚健康状态如不及时干预，与成人相比，更易发展为疾病；如采取积极的防治，也更易使机体恢复到健康状态。因此要积极贯彻"预防为主"方针，及早发现儿童的亚健康状态，并积极干预，尽量使亚健康状态不发展成为疾病。同时，应该重视儿童亚健康状态的宣传教育，通过宣传儿童亚健康状态的知识，让父母了解亚健康状态的常见原因，从而减少或避免儿童亚健康状态的发生。

儿童亚健康状态的预防具体可以从以下几点入手。

1. 均衡营养

现在的孩子，即使是上幼儿园，学习任务也很重，用脑时间多，因此，要注意摄入蛋白质类和维生素食物。因为这类营养是大脑运转所必需的，缺乏蛋白质类将影响思维，及时补充可有效改善孩子承受巨大的学习、心理压力时营养的迅速消耗。

2. 保证睡眠

由于儿童充满活力，用脑时间长，脑细胞始终处于高速运转状态，而良好的睡眠可给大脑充氧，保证精力得到恢复。父母应该按照孩子的生长发育阶段，保证其每天的睡眠时间。

3. 户外活动

多参加户外活动，亲近自然，享受阳光和新鲜空气，这样，萎靡不振、忧郁烦闷的状态自然就会远远离开。每周抽时间到郊外进行光照，呼吸负氧离子浓度较高的新鲜空气，可以调节孩子的神经系统，减少抑郁的发生。

4. 培养兴趣

培养孩子合适的兴趣，既充实了业余生活，还可以丰富心灵，甚至还能够辅助治疗一些心理疾病，防止亚健康向不健康的转化。

5. 正视压力

鼓励孩子独立完成一些特定的任务，比如自己穿衣服，自己收拾玩具等。使孩子认识到生存中压力是必然的，必须学会以积极的状态应对各种挑战，培养孩子积极向上、勇敢向前的心理状态。

六、 中医对亚健康的认识

中医认为，人体阴、阳、精、气、血、津液的充盈和脏腑功能协调是最佳状态，即完全健康。饮食不节、起居无常、情志不遂、劳逸无度、年老体衰等均可引起脏腑气血阴阳失调（不平衡），或内生五邪，或耗伤正气。一旦这种阴阳之间的平衡状态出现偏离，就会出现阴虚、阳虚、气虚、痰湿等病理状态，轻者导致亚健康状态，严重者导致疾病发生。

中医从"治未病"的原则出发，主张未病先防，有病早治，在机体出现亚健康状态的时候就从整体的平衡观出发，提早干预，使阴阳平衡，脏腑气血失调恢复正常，促进偏离于正常状态的亚健康向健康状态转变，避免向疾病方向发展。

在对亚健康的调控过程中，中医在重视中药治疗的同时，更加重视养生保健方法在促进亚健康向健康转化过程中的作用。中医常用的防治亚健康的方法有：药物调养、饮食药膳调养、起居运动调养、情志调养、针灸推拿调养等。

以中医"治未病"的思想和手段来防治小儿亚健康状态，是一项既简单易行，又复杂而庞大的系统工程，需要家庭、医疗机构、社会乃至政府的共同参与，才能真正实现。然而从长远角度看，这却是一项资源节约、绿色环保型的健康工程，需要我们不断努力探索、完善和提高，以达到让小儿自幼健康，减少生病，根正苗壮，全面提升国民整体素质的目的。

第二节

科学安排定期体检

文文准备上幼儿园了，为了办入园手续，妈妈带她去医院做体检，可是没想到做了听力筛查后，医生说文文有隐性中耳炎，而且已经很长时间了。幸亏这次体检及时发现，还没错过治疗时间。不过医生还是提醒妈妈，以后只要定期给孩子做体检，就不会有今天这样的事发生了。

看来，定期体检对宝宝很重要，就像文文，如果不是这次体检，妈妈可能要等到文文转成中耳炎才能发现孩子生病了。儿童正处于不断的生长发育动态平衡中，变化多而快，越小的孩子变化越快。不同年龄阶段有不同的特点，年龄越小身心发育越不完善，其健康状况易受营养、疾病、外界环境等各种因素的影响，儿童是最易受不利因素侵扰和伤害的脆弱人群。况且，生长发育又是一个有阶段性的连续过程，从胎儿期到青春期，各年龄段按顺序衔接，前一个年龄期的发育为后一个年龄期的发育奠定基础。任何一期的发育都不能跨越，任何一期的发育受到障碍，都会影响后期的发育，有些影响甚至是终生都无法弥补的。儿童期生长发育优良是成人后身心健康的基础。因此，要定期为儿童进行健康检查，保证儿童健康成长。

0~6岁的散居儿童和托幼机构的集体儿童应进行定期的健康体检，系统观察小儿的生长发育、营养状况，及早发现异常，采取相应干预措施。

一、 体检时间

正常情况下婴幼儿及学龄前孩子的定期体检时间安排如下。

新生儿期：从出生 28 天内，接受新生儿访视，4 天内初访，7 天中访，28 天满月访。

1 岁以内：每月体检 1 次，或者至少每 3 个月体检 1 次。

1～3 岁：每 2 个月体检 1 次，或者至少每半年体检 1 次。

3～6 岁：每年体检 1 次。

二、 体检内容

（一）新生儿访视

于新生儿出生 28 天内主动接受家访 3～4 次，高危儿应适当增加家访次数。家访主要由社区卫生服务中心的妇幼保健人员实施。家访的目的是早期发现问题，及时指导处理，降低新生儿的发病率或减轻发病的程度。家访内容包括：①了解新生儿出生情况；②回家后的生活情况；③预防接种情况；④喂养与护理指导；⑤体重测量；⑥体格检查，重点应注意有无产伤、黄疸、畸形、皮肤与脐部感染等；⑦咨询及指导。如在访视中发现严重问题应立即到医院诊治。

（二）婴儿期体检

孩子满月后，最好到出生的医院或计生服务站、保健所进行定期检查，这对母亲及孩子都是非常有好处的。对孩子而言，主要检查包括以下内容。

1. 普通体检的时间和内容

（1）1～2 个月：从产院出院后这一段孩子的发育情况及孩子心脏有无异常，看看孩子是否有斜颈等。

（2）3～4 个月：请医生看看是否母乳不足及孩子有无先天性髋关节脱臼等疾病。

（3）6～7 个月：请医生检查孩子的运动机能发育是否正常，辅食喂养是否顺利。

（4）10～11个月：请医生检查一下辅食喂养得如何，是否可以断奶，运动机能、智力发育情况，预防接种情况等。

2. 新的体检内容

近年来，身体健康的标准不断更新和提高，宝宝不但要有健康的体魄，还要有聪明的头脑及适应社会的能力。儿童体检出现了一些新的体检内容，以促进宝宝全面发展。

（1）听力筛查：听力损害是新生儿期可筛查出的最常见的先天性异常疾病。发生率在1‰～3‰，我国每年有2万～6万聋儿出生，宝宝听力疾病的早发现、早干预至关重要。

（2）智力测评：按照不同的月龄通过测评得出小儿的智商，并给予相应的指导，对智力低下、心理障碍者提出矫正方案。

（3）视力筛查：可以早期发现孩子屈光不正、弱视及其他眼部疾患。

（4）营养分析、骨密度的检查、血常规及微量元素测定：可以提示家长更好地重视儿童的营养发育状况。

（三）儿童保健门诊

宝宝3岁之后每年都需要体检至少1次。除了那些常规的项目外，医生还要特别检查孩子运动的协调性和对词汇的掌握程度。比如通过和孩子玩捉迷藏游戏，查看他走、弯腰、下蹲和起立及扶着扶手爬楼梯时的协调性。通过让孩子认物、和孩子玩过家家游戏，判断他掌握的词语量。

3岁以后的儿童还应增加心理和精神方面的内容，通过连续的纵向观察可获得个体儿童的体格生长和社会心理发育趋势，早发现孩子的心理问题，对那些只是有些苗头的孩子通过心理咨询与沟通，还孩子一个健康的心理。

孩子到4岁时，视力已达到与成人近似的精确程度，此时应进行一次视力检查。检查的方法和成人差不多，主要测试孩子是否近视和弱视。如果孩子有视力问题，这次检查就能及时发现，并在4岁以前治疗，效果才能最好。

4岁时体检的重点在理解能力测试，医生通过与宝宝的交谈，或者利用让孩子看图说话等检查手段，判断宝宝理解能力发育状况。一般到了上幼儿园年龄的孩子已经能够把自己称为"我"了，并且可以用完整的句子表达。这时候的爸爸妈妈还应该特别注意向医生汇报孩子是否有尿床的毛病，与别的孩子交往是否有困难，是否难以集中思想及其他行为障碍。

5 岁以后儿童的体检除了注重营养方面的检查，慢性病（如咽炎、中耳炎）和先天性异常也是重点检查项目，还要注意孩子的生长发育情况及不良习惯。

第三节

父母要做最好的"医生"

孩子出生以后，一直处于不断生长发育的过程中，从性格、智力到脏腑功能，都在不断地向完善和成熟的方向发展。在这个过程中，由于孩子的脏腑比较娇嫩，免疫系统也不十分完善，对于外界的环境、气候的变化非常敏感，如果护理不当，就很容易生病。父母可以通过多种方式来判断孩子的健康问题出在哪些方面。

一、 看孩子的精神状态

孩子表情活泼，精神振作，逗乐会笑，双目转动自如，面色红润，都是健康的精神状态，中医叫作"有神"，即使有病也比较轻。如果孩子突然出现不想玩耍、表情淡漠，要及时检查或询问，因为一些呼吸系统或消化系统疾病在早期症状表现不明显时，仅仅表现为精神欠佳，这有助于父母及时发现疾病的发生。

如果精神萎靡，或烦躁不安，或疲乏嗜睡，目光呆滞，面色苍白或萎黄晦暗，呼吸节律不整等，则表明孩子已经生病，而且病得比较重，需要引起父母的注意。

二、 看孩子的面色、 表情

孩子正常的面色为红润光泽略黄或白，但白里透红。若出现以下面色为病态。

1. 面色发红

面色发红一般是体内有热的表现。如果面红耳赤，同时咽部发红，多为外感风热；如果是高热、汗出，口渴，呼吸气粗，尿黄、大便干，属于里实热证；如果表现为午后两颧发红，一般属于阴虚内热。

2. 面色发白

面色发白通常是气虚的表现，一般在孩子生病之后或者在虚脱、多汗的情况下出现，同时精神状态较差。

（1）如果面色淡白没有血色、口唇淡白，是营血不足所致，多数是由于脾胃虚弱，消化吸收能力欠佳，或者由于寄生虫等导致失血过多所致的贫血。

（2）如果孩子面部有白色的斑点，或面色苍黄，皮肤干燥，而且有蟹爪状的纹理，这些是体内有蛔虫积滞肠道的表现。除了以上表现外，孩子还会表现出胃脘嘈杂、腹痛、大便时排出蛔虫、面黄肌瘦、睡觉磨牙、眼珠有蓝斑等症状。

3. 面色发黄

面色发黄多属于脾虚湿盛。面色萎黄无华、形体消瘦、纳差、便溏为脾胃气虚；面色及目珠发黄，色泽鲜明，为湿热熏蒸；面色目珠萎黄而晦暗为寒湿阻滞。

4. 面色发青

面色发青是寒证、痛证、惊风及血瘀证的表现。面色青而白、阵阵啼哭，属于里寒腹痛；青而晦暗、神昏抽搐，多出现于惊风或癫痫发作时；颜面口唇青紫，呼吸急促，是肺气闭塞，肺炎喘嗽重症时气血瘀滞所致。

5. 面色发黑

面色发黑多属于寒症及水饮内停。面色青黑，四肢厥冷为阴寒内盛；面色灰黑暗滞为肾气虚衰；面色口唇紫黑，一般是食物中毒；如果黑红有润泽、双目有神为健康之表现。

三、 看孩子的眼睛

人们常说"眼睛是心灵的窗户"，看眼睛可以了解心神的变化。察目诊病，是一种简便易行的方法。眼神变化是最敏感的变化，健康的孩子眼睛黑亮、圆大、灵活，神采奕奕，是肝肾气血充沛的表现；反之，如果目无光彩，则为病态。双目凝视或直视，是惊风的先兆；双目干涩、白膜遮睛，为肝血亏虚，见于眼疳；湿热或寒湿内阻，则白睛发黄，见于黄疸。此外还应注意眼眶是否凹陷，瞳孔的变化，瞳孔对光反射等。

四、 看孩子的耳朵

中医称耳为肾之窍，耳轮丰厚、柔软而颜色红润的，表示先天肾气充盈；反之，则表示肾气不足或体质较差。如果耳背红纹浮现，多属于风热；同时有身热面赤，须注意有无痘疹；如果耳内流脓、疼痛伴发热，为肝胆火盛（化脓性中耳炎）。此外应观察耳垂下是否有肿胀，如果以耳垂为中心漫肿，皮色不变，见于痄腮（流行性腮腺炎）。

五、 看孩子的口唇

父母应注意观察孩子口唇的颜色、润泽度。正常的嘴唇颜色红润，气血充足；淡白为气血不足；青紫为气血瘀滞；唇干而呈樱桃红色为吐泻伤阴；口腔黏膜有黄白色溃疡或满口发红、糜烂为口疮；口腔黏膜、牙龈、舌面满布白屑，为鹅口疮；口颊黏膜近臼齿处见白色针尖大斑点，周围有红晕为麻疹黏膜斑，是麻疹初期的特殊体征；咽红、扁桃体肿大为外感风热或肺胃之火上炎；若咽喉色红糜烂伴全身红色皮疹者常见于丹痧；牙龈红肿为胃火上炎。

此外，有的孩子会流口水，一般分为清涎和黏稠的唾液。如果孩子口角流清涎并且没有臭味，表明属于脾胃虚寒；流涎黏稠有臭味，属于脾胃湿热。口角流涎，但孩子自己不能察觉，在睡觉时候流得更为厉害，一般属于脾气虚弱，不能摄纳；当孩子腹中有虫积或者胃热时，也会流涎。

六、 看孩子的鼻子

中医称鼻为肺之窍，观察孩子鼻腔的变化，常能反映肺系的疾病。应注意有无鼻塞流涕，并观察鼻涕清稀或浓稠，有无腥臭味。

鼻塞流清涕，同时鼻黏膜充血微红，有水肿现象，这是孩子外感风寒的表现，多见于伤风感冒、急性鼻炎、上呼吸道感染等疾病。

鼻流黄浊涕，黏稠又有臭味，鼻黏膜增厚，这是孩子体内有热的表现，多属于慢性鼻炎，或者是处于感冒的恢复期。

鼻涕少、干、黏稠，有奇臭味，鼻黏膜萎缩，多见于慢性萎缩性鼻炎。

特别应该注意的是，鼻翼翕动是呼吸不利的表现，呼吸时可以看到鼻孔扩张或鼻翼翕动，常见于小儿哮喘。

七、 检查孩子的指纹

中医通过观察食指桡侧浅表静脉诊断疾病，适用于3岁以下婴幼儿以代替切脉。指纹分风、气、命三关，第一节为风关，第二节为气关，第三节为命关。观察时用手轻轻从孩子食指的气关推向风关，

命关
气关
风关

指纹三关

使其显露，在光亮处观察。正常指纹在食指掌侧前缘，隐隐显露于掌指横纹附近，纹色浅红，呈单支且粗细适中。若发生疾病，则其色泽、沉浮和部位均有变化，根据这些变化可确定疾病的性质。

（1）浮沉分表里：指纹浮而显露，为病邪在表，多见于外感病初起；病邪在里，则指纹沉而不显。

（2）红紫辨寒热：指纹色泽鲜红为外感风寒；暗紫色为邪热郁滞；紫黑色为热邪深重或气滞血瘀；淡白色为脾虚，疳积；青色多为痛或惊风。

（3）淡滞定虚实：指纹涩滞，增粗，分支明显，推之不畅，为实；指纹色淡，变细，分支不显，推之流畅，为虚。

（4）三关测轻重：病邪初入，病情尚轻，指纹仅现于风关；疾病进一步深入且加重，指纹可达于气关；疾病危重则可达于命关，或透关射甲。

指纹诊法可结合病变，家长可据此做适当的判断。

八、 听孩子的声音

哭啼是孩子表达要求及痛苦的特殊语言，正常孩子哭声洪亮而长，可因饥饿、口渴、寒冷、疼痛、困倦或尿布潮湿等不适而啼哭。

当孩子身体某部位有不同程度的痛苦或不适，孩子的啼哭声将有所改变，细心的家长可以从孩子的哭声中判断有无病变。

婴幼儿因饥饿而引起的哭声多绵长无力，口做吮乳之状；腹痛引起的哭啼声音尖锐，忽缓忽急，时作时止；啼哭声尖锐阵作，伴有呕吐或果酱样大便，要考虑肠套叠；哭叫而拒食，伴流涎烦躁，多为口疮；哭声嘶哑伴吸气不利，多为咽喉病变；小虫钻入耳中，则会突然发出哇哇的哭声，浑身乱动而无泪，弄出小虫哭声即止；久病、疳证、身体虚弱、先天不足的小儿，哭声低微，缠绵不断；每天夜间啼哭为夜啼，倘若哭声尖而直，前囟门饱满，两眼无神，颈部强直，不愿抬头转头，四肢僵硬不灵活，多提示颅内病变（颅内出血或脑膜炎），必须急送医院住院治疗。分析孩子哭啼的原因，可以弄懂这特殊的语言，以便采取相应的措施。

如果孩子没有过度的哭闹，却出现咳嗽声音轻扬又有鼻涕，多属外感风寒；如果咳嗽声音干涩无痰，甚至声音嘶哑，多属肺燥；咳嗽而气粗声重，痰稠色黄，多属肺热；咳嗽为阵发性痉挛性剧烈咳嗽、每阵咳后有鸡鸣样回声，且病程长，为百日咳；咳嗽为犬吠样，伴呼吸气急、声音嘶哑，见于白喉或喉炎。

如果孩子语言表达不清、声音堵塞，这是由于喉咙或体内有痰所致；声音发颤，是由于寒邪引起的寒战所致，提示父母需要给孩子添加衣物了。

九、 观察孩子的大小便

（一）大便

孩子大便的次数和质地常常反映其消化功能的状况，家长若能重视对婴幼儿大便的质地、色样和次数的观察，正确地识别正常和异常的大便，有助于早期发现宝宝消化道的异常，为诊断疾病提供有价值的线索。

母乳喂养的孩子大便呈黄色或金黄色，均匀如软膏样，无臭味，便次较多，一般每天 2 ~ 4 次，有的多达 7 ~ 8 次，这叫作生理性腹泻。父母不必担心，这属于正常现象，孩子长到一定时期，这种腹泻会自动消失。用牛奶喂养的孩子大便较少，每天大便 1 ~ 2 次，稍有臭味。

刚刚出生的孩子，即使没有吃进一点东西，一般在出生后 10 ~ 12 小时会拉黑绿色胎便。在喂奶 3 ~ 4 天后，大便呈黄绿色，这称为过渡期的大便，之后是逐渐呈黄色粪便。如果宝宝出生后 24 小时内没有胎便排泄，或 4 ~ 5 天仍无正常大便排出，应及时请医生检查。

有的孩子大便次数多而量较少，又多呈绿色黏液状。其中奶瓣较多，说明宝宝食量过大，应逐渐减少奶量；也有的减少奶量后仍腹泻，这可能就是饥饿性腹泻，应适当增加奶量。

用牛奶喂养的孩子如果出现大便过硬、臭味大时，表明牛奶喂量过多，糖分少，应在奶中加些糖；如糖分过量，则宝宝大便带泡沫，便较稀，呈黄色，酸味重，则应适当减少糖量，增加奶量。

如果从孩子出生起一直排灰白色便，从没有黄色便，而小便呈黄色时，很可能为先天性胆道梗阻所致。宝宝肠道感染时，大便次数多，稀便或水样便，便臭，带黏液，出现呕吐、厌食、发热甚至脱水，均应及时带宝宝到医院检查。

（二）小便

小便的颜色、次数、尿量也直接反映宝宝的健康状况。

刚出生的孩子尿色发黄，通常是由于新生儿黄疸疾病而致。然而，如果较大的孩子尿色变得深黄，色染便盆，泡沫也发黄，同时伴有发热、乏力、进食要求较前减退、恶心、呕吐等不适，并在腹部肝区有触痛，则可能是患了黄疸型肝炎。如果小便呈金黄色或橘黄色，可能受维生素 B_2、黄连素（小檗碱）、痢特灵（呋喃唑酮）等药物的影响。

小便啤酒色或尿色发红，为血尿，多见于泌尿系统疾病，如各种肾炎。有的新生儿由于盐结晶把尿布染红，不算病态。

小便放置片刻出现白色沉淀，如果孩子一切正常，尿检查除盐类结晶外，无其他异常，不属病态。多喝水，少吃蔬菜水果等含无机盐多的食物，沉淀即会消失。

小便乳白混浊，如加热后变清则为正常现象，特别是天冷的时候容易出现。如果还伴有其他症状，如腿部肿胀，而且尿液经过加醋或加热，均不能变得澄清，则有可能是患了丝虫病或胸导管内有炎症；如果伴有尿频、尿急、尿痛，多是尿道发生了感染；如果伴有发热、寒战，并感到剧烈腰痛，则可能是患了肾盂肾炎。出现以上情况，最好带孩子去医院化验和检查，以便尽早明确诊断和针对性的治疗。

如果孩子白天每隔 10~30 分钟总要"尿尿"，少则几滴，多则 5~10 毫升，不发热，无尿痛，夜间小便次数却正常，医生将这类状态诊断为"小儿精神性尿频"，在 3~5 岁的孩子最为常见。

通常情况下，孩子在 3~4 岁时就可以控制排尿，如果孩子 5 岁后，熟睡时仍不能控制排尿，夜间常尿床，白天有时候也尿湿裤子，就是所谓的"夜尿症"了。一般来说，轻微的尿床并不是病，随着年龄增长通常都会自然消失。频密而连续的尿床可能和隐蔽性病理因素有关，必须重视和进行适当治疗。如果宝宝在 3 岁后还频繁尿床，那么父母应当马上带宝宝去医院就诊。

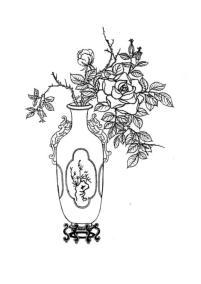

第四章

关注儿童的心理健康

第一节

儿童社会适应能力的培养

随着年龄的增长，孩子的社会适应能力会逐渐提高。他们逐渐将关注的对象由自己转向他人，开始感到自己有许多方面不如别人，更加愿意与同伴共处，为了让小伙伴接纳，甚至拿出自己最珍爱的玩具或食品。此时的孩子非常希望能融于同伴之间，融于社会之中。他们也与同伴争吵，但是会更加讲究方法和技巧，一般的孩子不会表现出"胡搅蛮缠""蛮不讲理"的态度。这时，爸爸妈妈要意识到孩子开始具备社会性要求，简单的家庭已不能满足他们的情感需求，应放开拉得紧紧的手，教会他们与人相处的社会适应能力。而对孩子过分保护会影响他们自我意识的发展，自我意识发展差的孩子往往表现出胆小、懦弱、依赖成人、优柔寡断，或固执、专横、嫉妒等个性特征。

从小培养孩子适应社会的能力是促进他们健康成长的重要内容之一，促进孩子社会品质的内在化，使他们在实践中获得一些良好的生活方式、行为习惯等，是社会认知、社会情感及社会行为技能培养的有机结合，为其以后能较好地行使社会成员的各种职责与功能做好一定准备。那如何培养孩子的社会适应能力呢？

一、 尽早认知社会

为了使孩子适应社会，成为一个合格的社会成员，爸爸妈妈从小就要让其了解社会，对其进行基本的社会知识教育。根据孩子的年龄情况、接受能力，及时地、适当地进行一般的社会知识、生活知识教育，帮助孩子逐步了解社会生活的方方面面，使其在生活中逐步获得更多的认识。

要让孩子逐步学会生活。许多家长认为，孩子只要学习好就可以了，生活上的事情可以由家长完全包办。这种大包大揽的做法，对孩子的成长极为不利。现代社会自主性和平等性明显增强，为每个人的发展创造了有利的社会空间。同时也要求每个人具备较高的、全面发展的素质，诸如高尚的人格、丰富的科学文化知识、全方位的能力、良好的身体素质和心理素质、独立自主能力与和平竞争能力等，尤其是后者更是当今儿童所缺乏和亟待培养的素质。所以，必须从小对孩子进行这方面的训练，让他们学会生活。

假日的时候，爸爸妈妈要多带孩子出去认识社会、了解社会、融入社会，如看看粮食是怎么种出来的，探索河水为何会变脏，一起到公园喂喂小鱼、鸽子，亲手种下一棵小树苗等活动，增进孩子对社会环境的认识和对社会中各种身份的人所应有的情感、态度、方式的理解，培养他们的社会知觉能力、道德判断力。

二、　发展社交能力

发展儿童社交能力，要为他们创造一个社交的环境。家门紧闭、亲朋好友很少上门来访、邻里之间"老死不相往来"，必然不利于儿童社交能力的发展。相反，家庭中有客人来访，有一定的社会交往，儿童耳濡目染，会逐渐学会待人接物之道，可以逐步提高其社会交往的能力。所以，要为儿童提供更多的交往机会，鼓励儿童之间的交往，带领儿童到适宜的场合参加活动，满足儿童社会交往的需求。

教育儿童为人要正直诚实，诡诈与欺骗是得不到朋友的；要以诚待人，"老实人"是不会吃亏的。要告诫儿童遇事不能斤斤计较，不能因生活中遇到的小小委屈就耿耿于怀，更不能以自我为中心，不能接受他人的批评教育。

三、 培养自主能力

有一位妈妈看到儿子想把一只装满水的水罐拿到客厅里去，孩子的表情有些紧张，还小声地说："小心点，小心点。"她看到后就忍不住跑过去帮孩子把罐子拿到客厅，结果孩子一脸的委屈和失望。

另一位妈妈在女儿写作业遇到不会写的字时，就让她自己查字典，有时女儿怕麻烦，叫妈妈写给她看，妈妈会为难地说："哎呀，妈妈也忘记了，你快查一查字典，然后来告诉妈妈是怎么写的。"女儿听她这么一说，就积极地、愉快地去查字典了，查到后还真的来教妈妈怎么写，妈妈也虚心接受。

你觉得哪一位妈妈做对了呢？

父母在看到孩子行动缓慢时，不由自主会有干预的欲望，想替孩子把事做完。父母阻挠孩子自由行动，是他们成长的最大障碍。时间一长，还会造成孩子心理压抑。心理学家指出：当幼儿独立活动的要求得到某种满足或受到成人支持时，幼儿就表现出得意、高兴，出现"自尊""自豪"等最初的自我肯定的情感和态度，否则就出现否定的情感和态度。因此，家长必须十分珍惜幼儿的独立性意向，给予热情鼓励和支持，使其独立性不断发展。对孩子独立能力的培养应当在日常生活中体现出来，如独自进食、如厕、睡觉、穿衣鞋等，幼儿园的老师要求孩子做的一些事情，回家后家长不要替孩子做。在游戏和学习中有意识培养孩子克服困难的意志，培养其独立分析、解决问题的能力，增强其自觉、坚持、果断和自制的能力。孩子如果只是生活在父母的怀抱里，没有独立的生活能力，无法自理自助，日后难以适应复杂的社会环境，更谈不上有所成就了。

从小培养孩子独自解决问题的能力可使孩子受益终身。爸爸妈妈可以进行以下尝试。

培养孩子自己吃饭、洗脸等生活技能。孩子用餐时可能吃得桌上、地上、身上到处都是饭粒，也坚持让他们自己吃，慢慢地就能养成独立进餐的良好习惯。在养育孩子的过程中，要始终坚持：孩子能做的事，家长决不代劳。

能够帮爸爸妈妈干活也是孩子非常乐意做的事，父母可以在做家务时请孩子帮忙，如晒衣服时请他们拿衣架、吃饭时请他们摆碗筷等。

当孩子碰到困难时，父母要鼓励他们自己解决，培养孩子在生活中独自解决问题的能力，要相信孩子，放手让他们去做、去尝试、去体验，使孩子对自己充满信心。

解放孩子的头脑，使他们能想；解放孩子的双手，使他们能干；解放孩子的眼睛，使他们能看；解放孩子的嘴巴，使他们能说；解放孩子的空间，使他们能到大自然里取得更丰富的学问；解放孩子的时间，让他们有一些空闲来自由安排。只要真正按照陶行知老先生倡导的"六大解放"去做，孩子一定会更棒！

四、 培养良好的品质

对孩子来说，信任、耐心、责任感、自信心是最重要的四种品质。后天的培养对这些品质的建立有着非常重要的作用。

1. 信任

信任是人际交往的基础，也是其他品质特性得以发挥的基础。培养孩子对他人的信任感，可以从日常的小事做起。例如，搂抱孩子的时候让他有强烈的安全感，让他对周围陌生的世界产生信任，从而让他渐渐地在内心建立起对他人的信任。

对婴儿来说，饿了就给奶吃，尿了就换尿布，烦了就抱起来走走，是让他产生信任感的最好方法。总之，不要忽略婴儿的需求，不要让他对这个陌生的世界产生恐惧感，让他在一个舒服、安心的环境里建立起基本的信任。

对幼儿来说，建立信任感的有效方法就是多给他一些关注。随着孩子身体和智力的发育，他已经不满足于吃、喝、换尿布这些事情，他开始产生独立的思想和行为。父母要对孩子的情绪变化给予关注，要了解孩子的气质类型，让他感到你很了解他，给他最想要的东西，才能让他对你产生信任。

2. 耐心

通常，有耐心的孩子获得成功的机会要比没耐心的孩子多。怎样才能让孩子成为一个有耐心的人呢？父母是孩子的榜样，孩子是一个默默的观察者，今天父母做事的习惯就是明天他做事的标准。如果父母做事无规律，一会儿扫地，一会儿洗碗，还没有放下扫把就去拿抹布，怎能期待孩子做事井井有条呢？

如果孩子因为搭不好积木而把积木扔掉、发脾气，父母可以跟他谈谈，告诉他知道他很不高兴，但是把积木扔掉也解决不了问题。不要认为和孩子的交流没有意义，其实他能听懂，至少他会知道自己发脾气是不对的。这样做的效果比你为孩子的坏脾气生闷气，或者责怪他好多了。

孩子还没有建立时间观念，因此让他们学会耐心是一件困难的事情。比如说，你正在收拾乱七八糟的玩具，孩子却要出去玩，这个时候你不要说"等10分钟"。你要告诉他"等我把玩具全部放到玩具箱才出去"。此时孩子会看着你把玩具一个个放到箱子里，而不是缠着你要出去玩。

3. 责任感

事实上，在父母还没有察觉时，孩子已经开始观察和学习责任感了。1岁左右的孩子会把奶瓶摔到地上，妈妈捡起来递给他，他却再摔，你和他之间就循环着再捡—再摔。在摔奶瓶和捡奶瓶的重复过程中，他开始对原因和结果这两者的关系有模糊的理解，认识到奶瓶掉到地上是他摔的结果。既然这么小的孩子可以了解行为和结果的关系，那么父母可以适当地培养他们对自己的行为负责，从而让他们意识到责任感的问题。

培养孩子的责任感可以让他们从做一些力所能及的事情入手。很多家长认为孩子会越帮越忙，自己 5 分钟能做好的事情，孩子半个小时都做不好，所以不让孩子做事情。但是，如果不想要一个没有责任心的孩子，就千万不要做一个万事包办的家长。如果时间特别紧张的话，可以选择让孩子做最简单的事情，其他的事情你自己做。孩子小的时候，可以让他把小纸条递给爸爸，大一些时让他收拾自己的玩具。这些都是小事，但对培养孩子责任感起的作用不可忽视。

4. 自信心

一个充满自信的人通常不需要别人的肯定，对自己所做的事情有充分的理由。

让孩子建立自信心最好的途径就是让他独立完成适合其年龄特点的一些事情。1 岁左右的孩子，让他学习用勺子吃饭，再大一些让他自己穿鞋子。注意，刚开始时尽量让他做些简单的事情，孩子做不好太复杂的事情，连续的挫折会打击孩子的自信。让孩子练习自己穿鞋子时，可以先给他穿带粘贴扣的鞋子，因为系带子太复杂了，他可能掌握不了。到了合适的年龄，试着让孩子为自己的事情做决定。比如说吃冰淇淋，你可以让他选择是吃巧克力口味的还是吃草莓口味的，让他从小事开始为自己做主。

在孩子成长的过程中父母也要不断调整自己的心态和行为，不要让自己成为孩子成长的障碍。孩子小时候非常依赖父母，等他逐渐长大，父母要一步步放开约束，让他为自己做主，要允许孩子犯错误。如果孩子在成长的过程中没有犯错误，那说明父母管得太死，他根本没有尝试的机会。所以随着孩子年龄的增长，父母要像放风筝一样，逐渐放松手中的线，给孩子一片自由的天空。

作为父母，也许不能给孩子很好的物质生活，不能给他们英俊和美丽的外表，但是你能给他一个成功的人生。如果父母能够从小事做起，培养孩子信任、耐心、责任感、自信心等品质，那你就给了他一个成功的人生。

第二节

常见的儿童心理行为异常

孩子在生长发育中由于受内外环境的影响，有些儿童在心理方面可能出现偏离正常规律的现象，许多年轻父母面对孩子表现出异常行为时，往往感到疑惑，不知道哪些是该重视的，哪些是无关紧要的。

在儿童的神经心理发育过程中，行为异常越来越引起医学界及心理学界的关注。近年调查资料表明，我国少年儿童的心理行为异常检出率为8.3%～12.9%。心理行为异常实际上包括生理功能、社会心理活动等方面，这些问题容易被家长忽略，或者被错认为其他生理疾病而错误治疗。虽然多数儿童的心理行为问题可在发育过程中自行消失，但是个别严重者亦会对孩子的生理心理发育产生重大的影响。因此必须经常对小儿进行观察及检测，及早发现问题，寻找原因加以干预。

下面为大家介绍一些常见的儿童心理异常行为。

一、吸吮手指

3～4个月后的婴儿在饥饿时常自吮手指，尤其是拇指。婴儿吸吮手指是一种正常现象，随着年龄和对外界环境兴趣的增加，对自身刺激的注意力减少，吸吮手指的行为会自行消退。但有时婴儿情绪紧张、感情需求得不到满足，或在孤独时吸吮拇指，渐成习惯，直至年长尚不能戒除。1岁后，若小孩仍然经常吸吮手指则属一种不良的行为表现，造成这种行为的原因有：与人交往、玩耍过少，饥饿时未及时哺乳等。

预防这种行为发生可以尝试在孩子出生后就应经常与他讲话，因为婴儿特别喜欢注视正在说话的人脸，并对说话人的面部表情和口型进行模仿。当孩子5个月会抓物体和对外界环境的兴趣明显增加时，应经常让孩子玩玩具，并常带他们到户外去玩，去接触其他小朋友，饥饿时应及时哺乳等。总之，在他们醒着的时候应有丰富多样的生活环境，这样他们才会将对自身刺激的注意力逐渐转向周围世界。

二、 咬指甲

咬指甲是儿童时期很常见的不良行为，多发生于3～6岁的孩子，男女儿童均可发生。程度轻重不一，重者可引起局部出血，甚至甲沟炎。多数儿童可随年龄增加自行消失，少数人可持续至青春期，甚至成年期。咬指甲的发生常与家庭不和、心情矛盾、精神过度紧张等有关。另外，爱咬指甲的孩子常伴有睡眠不安等问题。

防治这种不良习惯，主要应改善和消除造成儿童精神情绪紧张的一切因素。严重者或较大儿童应到医院进行矫治。有的家长为了纠正这种异常行为，常在手指上涂抹苦药等方法，但是往往起不到好的效果。对这类孩子，家长主要应当给予足够的爱心和关注，鼓励孩子多参加各种活动，分散注意力，消除其抑郁、孤独、紧张的心理。

三、 屏气发作

在生活中常见一些好像特别"执拗"的孩子，一旦愤怒，便会高声哭叫，接着呼吸暂停、口唇发紫，甚至四肢强直，严重者出现短暂的昏厥及四肢抽动，让家长惊慌失措，好在1分钟左右就缓解了。这种现象在医学上称为"屏气发作"，在6个月前及6岁后少见，最多见于2～3岁。实际上，除了恼怒，有的宝宝如疼痛、恐惧等物理、心理因素的刺激都可导致屏气发作。一般5岁前会逐渐自然消失。毫无疑问，频繁的发作，对健康是不利的。这种婴儿性格多任性而急躁易怒，好发脾气。对此类儿童，家长要有足够的耐心，应以说理、解释为主，切不可赌气而粗暴打骂，陷入恶性循环。

四、 儿童擦腿综合征

有位家长反映，其女儿快3岁了，从大约4个月起就有坐在大人腿上摩擦外阴，近2周来摩擦的次数多，摩擦时的症状是：坐在椅子上，双腿夹紧，双脚弓起上下摩擦，双手扶着桌子，出很多汗、很吃力、很痛苦的样子。

这是儿童通过摩擦引起兴奋的一种行为障碍，称为儿童擦腿综合征，其表现非常典型，女孩与幼儿更多见，可被分散注意力而终止。发作时，女孩喜坐硬物，手按腿或下腹部，双下肢伸直交叉夹紧，手握拳或抓住东西使劲；男孩多表现为俯卧在床上来回蹭，或与女孩类似表现，多在入睡前、睡醒后或独自玩耍时发生。

目前该病病因尚不清楚，治疗意见亦不统一，但使患儿平时生活轻松愉快、解除心理压力、鼓励其参与各种游戏活动等心理行为治疗是公认的必要的有效措施。家长还应注意患儿会阴部清洁，每天清洗，并及早穿封裆裤。

五、 儿童多动症

儿童多动症是一种常见的儿童行为异常疾病。好动是儿童的天性，然而"多动症"有别于好动、调皮。这类患儿的智力正常或基本正常，但学习、行为及情绪方面有缺陷，主要表现为注意力不集中，活动过多，情绪易冲动，学习困难，在家庭及学校均难与人相处，日常生活中常常使家长和教师感到没有办法。男孩多于女孩，早产儿及剖宫产儿患多动症的概率较高，在60%以上。通常起病于6岁以前，学龄期症状明显，随年龄增大逐渐好转。部分病例可延续到成年。

对于患多动症的孩子，在到正规医院寻求药物治疗的同时，家庭和学校方面的适当教育和管理也不可忽视。对患儿要以耐心、关怀和爱护的态度加以处理，对患儿的不良行为要正面地给以纪律教育，不应在精神上施加压力，更不能责骂或体罚。对有不良习惯和学习困难的患儿，应多给具体指导，培养良好的生活习惯，帮助他们克服学习的困难，不断增强信心。

六、 攻击性行为

有些孩子在游戏时会表现出攻击行为，他们屡次咬、抓或打伤别人。出现攻击性行为的原因较复杂，可受成人行为的影响，或孩子受挫折，如受到父母的惩罚、讽刺等。好嫉妒的孩子也可能通过攻击行为来获得家长的关注。

对这类孩子不要采取体罚的方式，可在制止其行为后带他到安静的地方，让其自己反省，学会控制自己。父母应理解并尊重孩子，帮助孩子使用适当的社会能接受的方式发泄情绪，并帮助他们获得别人的认可。

七、 学习障碍

学习障碍是指儿童在获得和运用听、说、读、写、计算、推理等特殊技能上有明显困难，并表现出相应的多种障碍综合征。学龄期儿童发生学习障碍者较多，小学二至三年级为发病的高峰；男孩多于女孩。

有学习障碍的儿童不一定智力低下，但由于其认知特性导致患儿不能适应学校学习和日常生活。在拒绝上学的儿童中有相当部分是学习障碍儿童，对他们应仔细了解、分析原因，采取特殊教育对策。

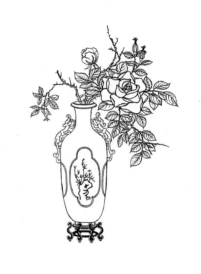

第五章

选择适宜的中医调养方法

第一节

药物调养

中医学以中医辨证论治思想为指导，以阴阳、五行、气血、脏腑、经络理论为依据，应用中药方剂内服的手段，对亚健康、慢性病患儿进行调养治疗，可以直接或间接地起到祛病强身、滋补健身的作用。

一、 什么是补药

中医认为，疾病的发生是"正不胜邪"的结果。这里的"正"，即指正气，泛指人体对疾病的抵抗力，当正气虚弱之时，即是邪气侵犯人体而产生疾病之时。因此，经常保持人体正气之充盛，是健康长寿的根本。正如《黄帝内经》所说："正气存内，邪不可干。"而保持正气充盛的主要方法是要不断地补充人体经常消耗的正气，即用能够补充人体气血阴阳、增强正气及治疗虚证的药物进行补养，这就是人们常说的补药。

根据药性和主治病症的不同，补益药一般分为补气药、补血药、补阴药和补阳药四类。

（一）补气药

补气药用于治疗气虚证。气虚证主要见于肺气虚和脾气虚。肺主气，肺气虚则少气懒言、动则气喘、易出虚汗。脾主运化，为后天之本，气血生化之源。脾气虚就会出现神疲乏力、食欲不振、脘腹胀满、大便溏泄，甚则水肿脱肛等。凡具以上症状者均可选用补气药治疗。常用药有党参、太子参、黄芪、白术、山药、扁豆、甘草等。

（二）补血药

补血药用于治疗血虚证。血虚证主要见于心血虚和肝血虚。心血虚常见面色不华、唇舌色淡、心悸怔忡、失眠多梦、记忆力减退或出现结代脉。肝血虚常见面色萎黄、指甲苍白、眩晕耳鸣、视物昏花等。上述证候均可选用补血药治疗。常用药有当归、熟地黄、何首乌、白芍、阿胶、龙眼肉等。

（三）补阴药

补阴药用于治疗阴虚证。阴虚证主要见于肺阴虚、胃阴虚、肝阴虚、肾阴虚。肺阴虚常见干咳少痰，或咯痰带血、口干舌燥、咽痛音哑等。胃阴虚常见舌绛苔剥、咽干口渴、纳呆不饥、胃中嘈杂、呕哕，或大便燥结等。肝阴虚多见两目干涩、视物不清、肢体麻木、眩晕等症。肾阴虚常见腰膝酸软、潮热盗汗、手足心热、心烦失眠等。上述证候可选用补阴药治疗。常用药有沙参、麦门冬、天门冬、石斛、玉竹、黄精、百合、枸杞子、桑葚、墨旱莲、女贞子、龟甲、鳖甲等。

（四）补阳药

补阳药用于治疗阳虚证。阳虚证多见于心阳虚、脾阳虚、肾阳虚。肾阳为元阳，是人体阳气之根本。阳虚诸证往往与肾阳不足有关。肾阳虚可见肢寒畏冷、腰膝酸痛、小便清长等。以上证候均可用补肾阳的药物治疗。对于肾不纳气、呼多吸少的肾虚作喘，因肾阳虚所致气化不利、阳虚水泛的水肿及因肾火衰微而不能温运脾土的五更泄泻等，也须选用补阳药治疗。常用药有鹿茸、鹿角胶、巴戟天、葫芦巴、杜仲、续断、狗脊、骨碎补、补骨脂、冬虫夏草、蛤蚧、胡桃肉、紫河车、菟丝子、沙苑子、韭菜籽等。由于补阳药物有促进性早熟的作用，其选用应在中医医师指导下进行，不能盲目给孩子进补。

二、进补原则

补益药并非有益无害、多多益善，用之不当也可产生不良后果。补益药不可用于实证，否则可致"闭门留寇"而加重病情。补血药黏滞难消，补阴药甘寒滋腻，凡脾胃虚弱、湿浊中阻、腹胀便溏者，不宜使用。补阳药性多温燥，伤阴助火，阴虚火旺者不宜使用。药物养生应在医生指导下审因论治、合理用药，以免补之不当反而影响身体健康。

（一）健康勿补

一般说来，中药主要是用来调补先天不足或大病、久病后身体虚弱的儿童，而无病无虚的健壮儿童则不必补，尤其是肥胖儿更要慎重。现在人民生活水平提高了，有些年轻人，甚至是儿童，本来身体健康，认为补药神通，多多益善，盲目进补，结果不但无益，反而产生一系列副作用。已经发现有因服用过多人参，出现了欣快、烦躁、激动、失眠、腹胀等"人参滥用综合征"。健康儿童补益太过，反而影响正常的生长发育。如出现内热、生痰而发生咽喉肿痛、脘腹胀满、胸闷、食欲缺乏、大便干结等副作用，更严重的是经常不恰当地服用如蜂王浆、冬虫夏草、鹿茸等滋补药，会导致儿童性早熟，使儿童身高的增长受到抑制。因此婴幼儿服用补药应有针对性，贸然进补，很容易加剧机体的气血阴阳平衡失调，不仅无益，反而有害。

（二）补宜适度

阴阳失调是疾病发生的根本原因，"阴平阳秘"是人体正常的生理状态，故进补的目的在于调理阴阳，恢复阴阳的动态平衡。药物养生，贵在恰到好处，不可过偏。过偏则形成新的阴阳失调，从而使机体从一种阴阳失衡状态，转向另一种新的阴阳失衡状态，使机体又一次遭受损伤。

儿童进补更要适当，一般4岁以上的孩子才能进补。即使需要进补，也最好以食补为主，可以选山药、大枣、百合、核桃等，亦食亦药最为适宜。或者在医生的指导下选择较为平和的补益药物。比如，要补气健脾，选择太子参就比用人参安全。

服用膏方进补现在越来越流行，但也要求"补而不腻"，否则，反而会影响孩子食欲引起消化不良。

（三）辨证施补

虚人的具体情况各有不同，故进补时一定要分清脏腑、气血、阴阳、寒热、虚实，辨证施补，也就是俗话说的"缺啥补啥"。补之适当，养之得法，方可取得增进健康的效果，而不致出现偏颇。

人参，能大补元气，益血生津，但人参不是万能的补药，如阴虚火旺体质的人，服用后会加重头晕、心悸、失眠等。补药并非多多益善，有的放矢，方能立见成效。服用补药，还应该根据四季阴阳盛衰消长的变化，采取不同的方法。否则，不但无益，反而有害健康。

（四）药补不如食补

进补不一定要吃昂贵的药材。对孩子来说，一日三餐科学合理搭配是最重要的。冬天可多食用红枣、莲子、糯米、山药、龙眼肉和藕等；鸡、鸭、鱼、蛋和奶等都是高蛋白、高脂肪食物，适当食用可增加热量；还有香菇、木耳（黑、白）、鸽子、黄鳝、大豆和板栗等，不妨多吃点。做到荤素搭配，不要忘了多吃蔬菜、水果，以及粗粮、淀粉之类食品。红枣、太子参、桂圆汤等最适合孩子调补。另外，冬季还可适量吃点坚果类食品，如核桃、板栗、松子等。

（五）盛者宜泻

"虚则补之，实则泻之"，机体的偏颇，不外虚实两大类，辨证施药，才能达到药物养生的目的。当今之人，随着生活水平的提高，往往重补而轻泻。然而，平素膏粱厚味不厌其多者，往往脂醇充溢，形体肥胖，气血痰食壅滞已成其隐患。许多儿童已经发胖，这也是营养过剩的必然结果。因此，泻实也是药物养生的一个重要原则。可在医生的指导下选用具有通便、泻热、攻积、逐水等作用的药物或方剂进行调理。

第二节

推拿按摩

推拿按摩是指按摩者运用手掌、手指或器具在人的体表的一定部位施以不同手法的揉按，使其经脉宣通、气血和调，以达到补虚泻实、扶正祛邪、促进身心康复的目的。

小儿保健推拿操作具有手法轻、配穴少、方法简便、无毒副作用、无痛苦、安全可靠等特点，易于被家长和小儿所接受。在临床上，只要有耐心，坚持按疗程对小儿进行保健推拿，就会取得明显的治疗效果。

小儿推拿按摩也是一种非常简便、有效的保健方法，在小儿无病的情况下，根据小儿的生理特点而设计和采用相应的推拿方法，有助于小儿生长发育和全面协调发展。

一、 小儿推拿按摩的注意事项

小儿推拿按摩手法种类较多，常用的手法有按、摩、推、拿、揉、运、掐、捏、摇、弹、击、振等方法，另外还有足部推拿的调养方法。小儿推拿手法虽然在名称上和成人一样，而在具体操作时却有很大不同，小儿脏腑娇嫩，形气未充，肌肤柔弱，耐受力差，不宜竭力攻伐，手法要轻柔和缓，平稳着实，力度适宜，达于病所。

一般来说，小儿推拿按摩的操作以推法、揉法运用较多，在效果上分补、泻、清三种，其中补和泻最为重要。一般说来，补泻与手法用力轻重、操作速度和方向相关，用力轻、速度慢、顺着经络巡行方向为补，反之则为泻；如用力和速度在两者之间，往返方向进行则为平补平泻。另外，旋推为补，直推为清。

手法刺激的强度应根据患儿年龄大小、体质强弱、病史长短、病势急缓而定，如病轻患儿，操作时间宜短，用力宜轻，速度宜缓，1 天或 2 天 1 次；病重患儿，操作时间宜长，用力宜重，速度宜快，每天推拿 1 ~ 2 次。按摩操作顺序是先头面，其次攻上肢，再次胸腹腰背。

室内保持一定温度，不宜过冷或过热。寒冷季节，按摩者手要保持温暖，同时应态度和蔼。按摩者经常修剪指甲，按摩前要洗手，保持清洁卫生。此外，还需注意患儿的体位适当、舒适，力求自然。

小儿皮肤娇嫩，在按摩时，为了减轻摩擦，避免皮肤损伤，应准备润滑剂作为介质，如滑石粉、姜汁、婴儿油、蛋清、肥皂等，或者用温开水或姜葱水润滑按摩者手指皮肤，习惯上春夏内伤用温开水，秋冬外感用姜葱水。

小儿推拿按摩的应用范围颇广，但也有一定的禁忌证，如有烈性传染病、开放性损伤、恶性贫血等不可进行推拿按摩。

二、 小儿推拿按摩手法

（一）常用基本手法

1. 推法

方法：以拇指或食指、中指的指腹在一定部位或穴位上沿一定方向往返移动，称为推法。推法可分为直推法、旋推法、分推法等。

要求：用力柔和，平稳均匀，避免用力过猛让孩子不舒服。以每分钟 150 ~ 200 次为宜。

作用：行气活血，补虚消积，健脾和胃。

2. 拿法

将拇指与食指、中指相对用力，连续一紧一松地拿捏起某一穴位处的肌筋，称为拿法。

要求：徐徐用力，由轻到重，稳而持续。

作用：疏经活络，发汗解表，镇静安神。

3. 按法

方法：以拇指或手掌在一定部位或穴位上，逐渐用力按而留之，称为按法，可分为指按法和掌按法。

要求：徐徐用力，稳而持续。

作用：调气活血，疏经活络止痛。

4. 摩法

方法：用手掌、指面附着于一定的部位和穴位上，做环形移动，称为摩法，可分为指摩法和掌摩法。

要求：手法轻柔，用力均匀，每分钟 120 ~ 160 次。

作用：行气消食，活血止痛，清热泻下，和胃降逆。

5. 揉法

方法：用指腹或手掌紧贴某一部位回旋揉动，称为揉法，可分为指揉法和掌揉法。

要求：动作柔和，用力均匀，快慢适宜，手始终不离接触的皮肤，切勿在皮肤上摩擦。

作用：健脾和胃，活血散积。

6. 运法

方法：用拇指指腹于一定部位上，做弧形移动，称为运法。

要求：旋绕摩擦体表，动作轻缓，每分钟 80 ~ 120 次。

作用：疏通经络，调和气血。

7. 掐法

方法：用指甲重刺激穴位，称为掐法，可分为单指掐和双指掐。

要求：用力适宜，逐渐增强，透达为度，不能掐破皮肤。

作用：醒脑开窍。

8. 捏法

方法：手指相对用力于一定部位上捏起肌肤，称为捏法，可分为两指捏和多指捏。

要求：手掌自然伸开，四指并拢，每指外展，成钳形。用力适宜，部位准确。

作用：清热解表，开通闭塞。

（二）常用复合手法

1. 健脾补虚——清、补脾土法

部位：脾土穴位于拇指桡侧自指尖至指根，亦称脾经穴。

操作：操作时，使小儿拇指微微弯曲，按摩者左手拿住小儿一手拇指，再用右手拇指面沿小儿拇指桡侧缘顺时针旋推为补，称"补脾土"；从螺纹面根部推向指尖（即离心方向）的直推为清，称"清脾土"。每种手法可各做 100~300 次。

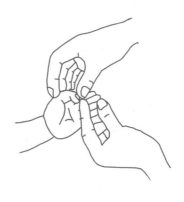

清、补脾土法

功效：清、补脾土能健脾补虚、清热利湿、化痰止呕，凡是小儿有腹泻、呕吐等消化不良症状，或者发生疳积，都可以用清、补脾土的方法进行治疗。特别是补脾土，功效等于吃人参、白术。

2. 强壮身体——揉足三里法

部位：足三里位于外膝下 3 寸，胫骨外侧约一横指。

操作：小儿坐位或卧位，屈膝 90°，按摩者用一手拇指指腹垂直用力按揉，使孩子产生酸、麻、胀感。两侧穴位各按揉 300 次。

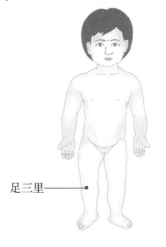

足三里——

功效：此穴为补益要穴，经常按揉，能够调理脾胃，预防胃肠疾病的发生，具有强壮身体之功效，能治疗多种虚弱症，如儿童发育迟缓、毛发枯黄无光泽、肌肉瘦削、遗尿、尿浊、腰酸腿软等。

3. 通便消食——摩腹法

部位：小儿腹部。

操作：小儿取仰卧位，按摩者的掌心或四指并拢置小儿腹部，按顺时针方向揉摩整个腹部 100～300 次。

功效：摩法有健脾助运、消积导滞、祛风散寒等功效，摩小儿腹部能通便、止泻、健脾、消食。

4. 消积导滞——捏脊法

部位：脊背的正中线（从尾骨部起至第 7 颈椎）两侧。

操作：小儿取俯卧位，暴露脊背，以双手拇指与食指并拢，从尾椎骨沿脊柱两侧向上捏，连皮带肉用力捏起即放下，一起捏至颈部发际处为止，以脊柱两侧皮肤微有潮红为有效。可先用食、中两指在脊柱两侧自上而下轻轻按揉 2～3 遍，再行捏脊 3～5 遍。捏脊一般在清晨空腹时进行，并长期坚持，效果方佳。

功效：本疗法有疏通经络、调整阴阳、促进气血运行、改善脏腑功能及增强机体抗病能力等作用，其健脾和胃的功效尤为突出。临床常用于治疗小儿疳积、食滞、厌食、腹泻、呕吐、便秘、咳喘、夜啼等症。由于常用于治疗小儿疳积之类病症，所以又称为"捏积疗法"。

5. 宣肺通窍——黄蜂入洞法

部位：患儿鼻孔下缘或鼻翼根部。

操作：按摩者一手轻扶小儿头部，使患儿头部相对固定，另一手食指、中指的指端着力，紧贴在小儿两鼻孔下缘处或鼻翼根部，以腕关节为主动，带动着力部分做反复揉动，共 50～100 次。本法操作要均匀、持续，用力要轻柔和缓。

功效：本疗法具有发汗解表、宣肺通窍的功效，主要用于治疗外感风寒，发热无汗，急、慢性鼻炎，鼻塞流涕，呼吸不畅等病症。该法主要用于治疗，不推荐用于保健，所以无病或非风寒型感冒不适用此方法按摩。

6. 解表清热——打马过天河水法

部位：天河水，为推拿穴位名，又名天河，位于前臂正中，自腕横纹至肘横纹为一直线。

操作方法：按摩者左手握住小儿左手或右手，露出小儿手臂，掌心向上。按摩者用右手食指、中指从小儿腕部开始，沿天河水至肘部轻轻拍打，可以交替拍打小儿左、右手臂，如小儿手臂经拍打后出现潮红色为上佳。在拍打中也可向拍打处吹气。这种方法称为打马过天河水法。

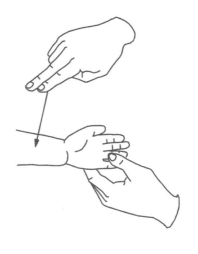

打马过天河

功效：主治热证，如外感发热、内伤发热、阴虚发热等，症见烦躁不安、口渴、舌下肿胀、口舌生疮等，均可用之。

7. 宽胸理气——开璇玑法

部位：璇玑穴位于胸部，当前正中线上，胸骨上窝中央下1寸。

操作：首先从璇玑穴处自上而下沿肋间隙，向左右两旁分推，再从鸠尾（上腹部，前正中线上，当胸剑结合部下1寸）向下直推至脐部，顺时针摩腹，最后从脐中下推至小腹。整个操作为1遍，共操作5遍。

功效：此法为降法之一，能引上、中焦之气下行，只要有气逆，均可用之。功能宽胸理气、健脾和胃，主治小儿胸闷咳喘、痰鸣气急、食滞胃痛、恶心呕吐等。

第 三 节

饮食调养

饮食调养是指有针对性地选择食物，或以各种食物与药物配伍组方，应用不同的烹饪方法制成药膳，长期服食以达到治病养生的一种方法。食物和药物都有寒、热、温、凉四性，辛、甘、酸、苦、咸五味，具体应用时，也要遵循辨证用食的原则。

一、 适合儿童的食物

由于儿童生理特点为"脾常不足"，也就是说，儿童的脾胃功能不够成熟，所以，儿童饮食上总的原则是根据其年龄大小，合理选择食物，对食物要注意其营养搭配、量的大小及消化的难易程度等因素，还要根据儿童自身的消化状况而灵活掌握。

一般来说，天然成分的食品最适合儿童，如制作的材料取自于新鲜蔬菜、水果及肉蛋类，不加人工色素、防腐剂、乳化剂、调味剂及香味素，即使有甜味也是天然的。一些含糖、盐、味精及香味素高，而蛋白质、纤维素、矿物质含量低的食物无营养。儿童经常食用还可能引起肥胖和高血压，因此少食用为佳。另外，糖果等食品容易使孩子发生龋齿，并影响孩子的食欲；含咖啡因的可乐、巧克力有兴奋作用，儿童都应少食甚至避免食用。

二、 常用食疗方

（一）健脾开胃

怀山药扁豆红枣粥：将怀山药、扁豆、红枣各 30g，粳米 50g 分别洗净，放入锅中，加水 500 毫升，武火煮沸后，改文火煮成烂稀粥食用。

黄鳝蒸鸡内金：黄鳝 1 条，除去内脏后洗净切块，撒上适量鸡内金粉，蒸熟食用。

白术瘦肉汤：白术 15 克，谷芽 20 克，瘦猪肉 100 克，水 1～2 升，文火煲约 1 小时后食用。每天饮汤 120 毫升，3 天为 1 个疗程。

（二）健脾化湿

小儿多有脾胃湿滞，其成因有脾胃虚弱而致湿滞内生，也有因饮食不节、喂养不当令湿邪蕴阻。在选择食疗方法时，脾胃虚弱者当以健脾养胃，饮食不节者当以消食导滞。

白术佛手汤：将白术 15 克，佛手 6 克，瘦猪肉 100 克，生姜 2 片置砂锅中加水 2 升，武火煮沸后，改文火煲至 500 毫升。每次 50 毫升，每天 1～2 次。健脾养胃，用于脾胃虚弱者。

三星汤：将谷芽 10 克，麦芽 10 克，山楂 6 克置砂锅中加水 1 升，武火煮沸后，改文火煲至 300 毫升，分次服用。消食导滞，用于内伤饮食者。

（三）润肠通便

小儿便秘有多种原因，初生儿多为胎热未清，婴幼儿多为脾虚寒凝湿滞，学龄前孩子多为食滞热蕴，所以在对症下药的同时，适当配合食疗，可收到更满意的疗效。

白术花生大枣糖水：将白术、花生、大枣各 20 克放入砂锅中，加水 1.5 升、冰糖少量共煎。隔天饮用 1 次，饮汤可食渣，用于气阴两虚型便秘。

糯米花生粥：糯米 50 克，花生 20 粒去衣捣碎，清水 8 碗共煎。每周食用 2 次，可治肠燥便秘。

苦瓜猪骨汤：取苦瓜与猪骨适量共煲，饮汤可治热结大肠之便秘。

生菜粥：大米 50 克，生菜 100 克，加水共煲成稀粥食用，治食滞肠热者。

（四）除烦安神

小儿烦躁不安可因消化不良等因素导致，因此可以采取以下食疗方消食导滞、除烦安神。

食疗方一：谷芽 10 克，麦芽 10 克，杧果核 1～2 个，上药加水 1 升，文火煲至 300 毫升，分次服用，功能为消食导滞，用于消化不良所致的烦躁不安。

食疗方二：槟榔 5 克，使君子 5 克，乌梅 2 个，瘦猪肉 50 克，以上材料共入砂锅加水 2 升，煲至 500 毫升，分次服用，功能为驱虫消积安神，用于虫扰不安或食积胃肠。

灯芯草粥：灯芯草 5 根，粳米 50 克，加水煲粥服用，功能为清心安神，用于白天过度兴奋所致的夜晚入睡困难。

第四节

季节调养

中医学认为，在日常生活中，起居有常，生活有规律，能调养人的形体和精神，使形神合一，阴阳和谐，从而健康长寿。正如《内经》所言"起居有常，不妄作劳，故能形与神俱，而尽终其天年"，反之，就会导致体弱多病，演化为亚健康。

季节调养，就是指按照一年四季气候阴阳变化的规律和特点进行调养，从而达到身体健康，促进身体发育的目的。在一年四季中，春夏属阳，秋冬属阴。四季春、夏、秋、冬及寒、热、温、凉的变化，是由一年中阴阳消长形成的。自然节气也随着气候的变迁而发生变化，春生、夏长、秋收、冬藏，周而复始。冬至阳气生，从春天到夏天，阳气生长，阴气消退，所以有春天的温暖，夏天的炎热；夏至阴气生，从秋天到冬天，阴气生长，阳气消弱，所以有秋天的凉爽，冬天的寒冷。

人类作为自然界的一部分，不能脱离客观自然条件而生存，而是要顺应四季的变化以调摄人体，从而达到阴阳平衡、脏腑协调、气血充盛、经络通达、情志舒畅的养生保健目的。因此，人们在春夏之时，要顺其自然保养阳气，秋冬之时，亦应保养阴气，故有"春夏养阳，秋冬养阴"之说。这就要求人们凡精神活动、起居作息、饮食五味等都要根据四季的变化，进行适当的调节。在作息时间上，也要顺应四季的变化，做到"起居有常"，春夏"夜卧早起"，秋季"早卧早起"，冬季"早卧晚起"。在饮食五味上，摄取更要有规律，过饥、过饱或饮食偏嗜均能伤害脏腑，影响身体健康，蔬菜瓜果的食用亦有一定的季节性。

一、春季

春季"冬残未尽""乍暖还寒"，气候变化无常，主气为风且肌肤腠理渐开。春季最易使人感冒，应注意保暖，切不可骤然脱掉孩子的棉衣，切记随气候冷暖和每天早温、午热、晚凉、夜寒变化，不厌其烦地增减衣被。因为外感风寒，不但能使人宿疾复发，也可诱发新病。

春季春暖花开，花粉在空气中随风飘散，对花粉过敏者，常常会突然发病，出现鼻痒、打喷嚏、皮肤瘙痒、哮喘等症状。因此，在春暖花开时节，花粉过敏者应注意休息，避免疲劳，加强锻炼，保证睡眠，提高免疫功能；尽量不去户外活动，外出时戴好口罩；不要"拈花惹草"，以防过敏性疾病的发生。饮食上也要忌食海鲜发物及刺激之品，以免诱发或加重过敏。

　　春季气温回升，万物复苏，病毒、细菌等病原微生物等也开始繁殖，流行性感冒、肺结核、猩红热、麻疹、流行性脑膜炎等传染病易播散、易流行。此时要重视儿童的卫生，勤洗手、洗澡，经常开窗通风，少去或不去公共场所玩耍，不与传染病人接触，减少和避免传染病的发生。

二、夏季

　　夏季气候炎热、万物繁盛。在这一季节里，天地之气已经完全交汇，万物开始开花结果。要培养孩子养成早睡早起的好习惯，做到情绪平和、心情愉快，确保身体气机宣畅、机能旺盛。

　　夏季热浪滚滚，暑气逼人，应避之有时。宜选择阴凉通风处纳凉避暑，减少室外活动时间，避免带孩子出远门，同时需多饮凉开水，及时补充水分，尽量减少出汗，多休息，慎防中暑。夏季不要图一时凉爽而使孩子多吃冷饮，以免损伤脾胃，引发胃脘痛等疾病；避免食用不洁食物或变质食物，以防夏季肠道疾病。

　　夏季虽酷暑难熬，但不可让孩子贪凉露宿，室内空调温度不宜太低，大汗后对着电风扇不能直吹，以防止风吹汗闭，发生感冒。孩子在饮食上宜食益气生津、解暑清热的绿豆汤或绿豆粳米粥，多吃清火的苦瓜和新鲜蔬菜。经常喝一些菊花茶。

三、秋季

　　秋季天气转凉，阳气渐收，阴气渐盛。早秋时节温度较高，湿气较重，有"秋老虎"之说，天气以湿热并重为特点。此时尤宜顾护脾胃，饮食宜清淡，多食健脾养胃的食物，如山药、莲子、扁豆、薏苡仁、山楂、牛奶、豆制品等，忌食辛辣油腻厚味之品，忌过饥过饱，以免伤及肠胃。要注意胃脘部保暖，适时增添衣服，孩子夜间睡觉要盖好被子，以防腹部着凉。

秋季天气清肃、草木凋零，肃杀之气影响人体。肺主肃降，这个时候要特别保养肺脏，防止引发咳嗽、哮喘等病症。

深秋季节，雨水渐少，天气干燥，饮食要以"滋阴润肺"为基本原则，多吃酸甘化阴生津、滋阴润肺的百合、银耳、芝麻、核桃、糯米、蜂蜜、甘蔗、话梅、山楂及酸味食品；多饮水、多吃水果与绿叶蔬菜，少吃葱、姜、蒜、辣椒等辛辣食品，以免耗伤阴津，出现皮肤干燥、口唇干裂、口舌生疮、咳嗽、毛发脱落等"秋燥"现象。

四、冬季

冬季气候寒冷，要做好孩子的防寒保暖工作，同时还应重视其耐寒锻炼，提高御寒及抗病能力，预防呼吸道疾病发生。

冬季生机潜伏、万物蛰藏，正是"冬令进补"的最好时节。冬令进补能够使营养物质转化的能量储存于体内，从而扶正固本，增强抵抗力。食补宜多吃红枣、桂圆、羊肉、糯米、黑芝麻、银耳、木耳、枸杞和核桃、榛子、松子、栗子等，但不可滥服补品，那样会给孩子身体加重负担，甚至造成损伤。

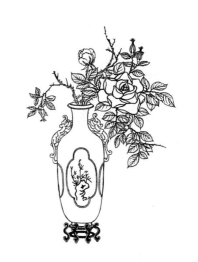

第六章

婴幼儿及学龄前人群
常见疾病的防治

第一节

新生儿黄疸

许多妈妈发现宝宝出生后 3~5 天皮肤变黄了，急忙到医院就诊，医生说宝宝出"黄疸"了。医学上把出生 28 天内（即未满月）宝宝的黄疸，称为新生儿黄疸。新生儿黄疸是指新生儿时期，由于胆红素在体内积聚而出现于皮肤、黏膜、眼睛的白睛黄染为特征的病症。

一、 新生儿黄疸的发病原因

新生儿黄疸是由胆红素代谢异常在体内积聚引起的，哪些原因可引起体内胆红素升高呢？

宝宝出生后，红细胞被破坏得过多而导致胆红素生成过多。宝宝在出生前，即在妈妈的肚子里时血氧分压偏低，需要的红细胞数量较多，出生后氧分压升高，不再需要较多数量的红细胞，很多红细胞被破坏，产生较多的胆红素，加之新生儿的红细胞寿命较短，破坏代谢较快，也会产生较多的胆红素。

新生儿肝脏处理胆红素的能力较差。由于宝宝的肝脏中肝酶较少，以及体内白蛋白不足，导致小宝宝自身处理胆红素的能力不足，血中的胆红素增多。

胆红素排泄减少。胆红素可以通过宝宝的尿液及粪便排出体外，刚出生的宝宝肠道内益生菌不足及胃肠蠕动功能差，致使粪便排出延迟，肠道将胆红素吸收回体内，导致胆红素排泄减少。

此外引起新生儿黄疸的原因还有溶血、出血、早产、红细胞增多症、母乳性黄疸、低体温、低血糖、窒息、酸中毒、感染及母亲妊娠期糖尿病等，这些情况相对较少见，在此不一一详述。

二、 新生儿黄疸的临床表现

新生儿黄疸分为生理性和病理性两大类。生理性黄疸是正常生理表现，一般不需要治疗，主要特点为：足月儿在出生后 2~3 天出现皮肤黄染，4~5 天达到高峰，5~7 天消退，最迟不超过 2 周，血清总胆红素低于 221 微摩/升，其颜色较浅，不会呈金黄色。黄疸主要分布在面部及躯干部，而小腿、前臂、手足心常无明显的黄疸。早产儿黄疸多持续时间较长，最迟不超过 4 周消退，血清总胆红素不超过 257 微摩/升。

若出生后 24 小时内即出现黄疸，或皮肤黄染较重（血清总胆红素超过上述数值），或持续超过 3~4 周仍不退，或消退后重复出现，有的还出现精神不好、睡觉偏多，或不易唤醒、喂养困难、惊厥等情况，这就是病理性黄疸了。宝宝的胆红素水平太高，可能会对神经系统造成永久性伤害。极少数发生黄疸的新生儿会发展成一种称为核黄症（也叫胆红素脑病）的疾病，这种病会导致宝宝耳聋，发育迟缓或出现一种脑性瘫痪引起智力异常。因此，出现了病理性黄疸，应立刻到医院接受治疗。

三、 新生儿黄疸的防治

（一） 预防与调护

准妈妈孕期要注意饮食调节，尽量避免食入酒类及辛辣的食物，如辣椒、羊肉等，如果孕期有不舒服需要用药，要在医生的指导下使用。

在宝宝出生后，密切观察宝宝皮肤颜色的变化，出现黄疸后要监测胆红素水平，及时了解黄疸出现的时间及消退时间。

宝宝出生后要及时给予母乳，调动孩子胃肠功能，促进胎便的及时排出，平时要供给宝宝充足的乳汁，及时喂养，规律排便，减少肠道对胆红素的吸收。如果宝宝在出生的头几天里没有得到足够的乳汁，他就可能无法通过大便清除体内过多的胆红素，从而出现黄疸。许多妈妈通过改善哺乳技巧、增加哺乳次数，或者添加配方奶补充等方法，让宝宝摄入足够乳汁，黄疸很快会消退。

另有一些宝宝会在出生后 7～11 天出现"母乳性黄疸"。这是因为母乳里的一些物质影响了宝宝肝脏处理胆红素的能力。这种情况通常与生理性黄疸一起出现，在纯母乳喂养的宝宝中很常见，而且通常被认为没有危害，不必停止母乳喂养。不过，如果宝宝的胆红素水平太高，医生可能会建议暂停哺乳 3～5 天，等宝宝的胆红素水平降下来后，就可以重新给宝宝喂奶了。

（二）治疗重在退黄

生理性黄疸一般不需要特殊治疗，妈妈要增加喂奶次数，足够的奶量可刺激宝宝肠道蠕动，使胎便尽快排除，促进胆红素的排泄，有助于减轻黄疸程度。

如诊断为病理性黄疸，应及时给予治疗，重点是退黄治疗。要明确发病原因，针对病因治疗，感染性黄疸需给予抗生素；肝细胞性黄疸需给予保肝利胆药物；溶血性黄疸需给予蓝光退黄、输血浆或白蛋白，严重时给予换血治疗；胆道闭锁需手术治疗。

蓝光治疗是一种非常安全有效的退黄方法，因为紫外光能把胆红素转变成一种更容易通过宝宝的尿液排出体外的物质。具体方法是让宝宝脱光衣服躺在蓝光箱里（眼睛及外生殖器需要遮蔽），放在蓝色的荧光灯下照射。另外，还有一种治疗方法就是将宝宝用光纤毯（毯式黄疸治疗仪）包裹起来进行治疗。蓝光照射通常十分有效，且安全性好，部分婴儿可能会出现皮疹和腹泻等副作用，但停止照射后即消失。如果宝宝的黄疸比较严重，或者经过光照疗法后胆红素水平仍持续升高，就需要进行进一步治疗。

（三）中医治疗

中医认为新生儿黄疸主要与胎儿禀赋因素有关，与湿邪关系密切，又称之为"胎黄"或"胎疸"。若妈妈是痰湿体质，或者在孕育宝宝期间感染湿热皆可影响到胎儿；若宝宝出生时体质较弱，或感染寒湿之邪影响肝胆功能，可引起皮肤黄染，形成新生儿黄疸。

1. 辨证用药

新生儿黄疸临床可分为湿热郁蒸、寒湿阻滞、气滞血瘀三个证型。

（1）湿热郁蒸型：多表现为眼睛、皮肤发黄，色泽较鲜明，像橘子色，常伴有口唇干燥，部分宝宝可能伴有发热，大便干结，小便深黄，舌质红，舌苔厚腻。

治疗宜清热利湿退黄，可用茵陈蒿汤加减，或选用茵栀黄口服液。

本证重症可出现宝宝皮肤黄染加重较快，精神差、睡眠较多，甚至出现抽搐，或者出现手足不温、肢体水肿等情况，此时要尽快到医院诊治。

（2）寒湿阻滞型：多表现为眼睛、皮肤发黄，色泽较晦暗，常伴见精神不好，手脚不温，吃奶差，大便稀且色灰白，小便少，舌苔白腻。

治疗宜益气健脾，温中化湿，可选用茵陈理中汤。

（3）气滞血瘀型：多表现为眼睛、皮肤发黄，黄染逐渐加重，色泽晦暗，常伴有肝大、腹膨胀，还可见皮肤瘀斑、出血点。

治宜活血化瘀，利胆退黄，可选用血府逐瘀汤合茵陈蒿汤。

2. 外治疗法

（1）灌肠法：茵陈蒿 20 克，栀子 10 克，大黄 2 克，生甘草 3 克，煎汤 20 毫升，保留灌肠，每天或隔天 1 次。

（2）药浴法：黄柏 10 克，水煎取汁 200 毫升，擦洗患儿全身，每天 2 次。

3. 康复治疗

胆红素脑病后遗症常见肢体瘫痪、肌肉萎缩、智力低下，可给予一定的康复治疗，促进宝宝肢体功能的改善，目前针灸、推拿被认为是有效的一套康复治疗方法，并被广泛使用于临床治疗中。

第二节

新生儿硬肿症

有些宝宝生后不久，爸爸妈妈发现宝宝的皮肤变得硬硬的、肿肿的，这是新生儿硬肿症的表现，该症是由多种原因引起的新生儿部分甚至全身皮肤和皮下脂肪硬化及水肿，常伴有体温低及多器官功能低下，是新生儿时期特有的一种严重疾病。本病与受冷关系密切，单纯由于受寒所致者又叫新生儿寒冷损伤综合征。本病多发生于出生后 7～10 天的宝宝，寒冷的冬春季节出生的宝宝比较多见，早产、感染和窒息可引发本病，故夏季也可以发病，病程中可并发肺炎和败血症，是新生儿死亡的主要疾病之一。

一、 新生儿硬肿症的发病原因

1. 中枢发育不成熟

刚出生的宝宝体温调节中枢不成熟，产热、散热调节能力差，而新出生的宝宝皮肤薄嫩，容易散热，散热大于产热引起体温降低、皮肤硬肿。

2. 体内热量储存少

新生儿时期棕色脂肪具有特殊的产热功能，新出生的宝宝体内棕色脂肪储备少，产生热量少，同时宝宝体内糖原储备少，产热更加不足，体内白色脂肪熔点高，容易凝固，而出现低体温和皮肤硬肿。

3. 寒冷损伤

本症多发生在冬春季节，寒冷损伤是本症的主要原因。宝宝出生后体温随外界温度而变化，出生后数日内如保温不当，产热不能抵偿散热，宝宝即不能维持正常体温，随即出现低体温和皮肤硬肿。

4．感染疾病

严重感染、缺氧、心力衰竭和休克等使能量消耗增加，热量摄入不足，加之上述疾病的影响使尚未成熟的体温调节中枢功能更差，使散热大于产热，出现低体温及皮肤硬肿。

二、 新生儿硬肿症的临床表现

（一）皮肤典型特点

（1）硬：全身或局部皮肤变硬，不能捏起，颜色青紫或发黄，肢体有僵硬感，活动不灵活。硬肿发生顺序：一般从小腿开始，到大腿和臀部，然后是面颊，最后是全身其他部位。

（2）凉：皮肤摸着发凉，体温下降到35℃以下，严重的低于30℃，体核温度（肛温）可能低于体表温度（腋温）。

（3）肿：按压皮肤可见凹陷性水肿。

（二）全身症状很多

发生硬肿症的宝宝还可伴见：反应低下，哭声低，进食少，活动少。患儿经常处于睡眠状态，小便少，大便干燥，心率变慢，易并发肺炎。重症患儿可能出现消化道出血、肺出血，甚至全身出血，从而危及生命。

（三）程度分类判断

硬肿症按照皮肤硬肿范围大小分轻、中、重三度。轻度：硬肿范围只是在大腿、小腿，没有发展到臀部。中度：硬肿范围已经发展到臀部和肚子，但是没有影响到胸背和胳膊。重度：硬肿范围已经发展到胳膊，面颊或胸背。家长可以通过这个来估计硬肿的范围。

按硬肿症皮下脂肪韧度诊断分度。Ⅰ度：皮下脂肪稍硬，摸起来像摸嘴唇的感觉，皮肤颜色也轻度发红。Ⅱ度：水肿较明显，皮下脂肪弹性基本消失，摸起来像鼻尖的感觉，皮肤颜色已经暗红。Ⅲ度：水肿明显，皮下脂肪弹性消失，像橡皮一样坚硬，肤色明显暗红。

家长需要注意，凡符合以下两项任何一项者，均提示为危重硬肿症，需住院积极治疗：肛温在30℃以下，硬肿Ⅱ度以上，不论范围大小；肛温在33℃以下，硬肿Ⅱ度以上，硬肿范围达到重度。

三、 新生儿硬肿症的防治

（一）重视预防是关键

妈妈怀孕期间要做好围生期保健工作，规律做产前检查，避免宝宝出现早产、产伤和窒息等情况，积极治疗可能引起硬肿症的各种疾病。

注意保暖。宝宝出生后应立即用清洁的毛巾擦干皮肤，用预热的被毯包裹，有条件者放置暖箱数小时，待体温稳定再放入婴儿床中。

尽早开始喂养。一般宝宝出生后2小时就可以喂奶了，每天至少要哺乳8~12次，这样可以给宝宝提供充足的热量。

注意室内通风、消毒，防止发生新生儿感染。

（二）治疗三原则

1. 复温

通过提高环境温度，以恢复和保持正常体温。患轻症硬肿症的宝宝可置于室温26~28℃的环境中，全身用厚被包好，减少散热，用热水袋放于足底附近，使其逐渐复温，切勿离皮肤太近，以免烫伤。中、重症的宝宝应经上述处理后，送往医院继续治疗。常采用远红外线抢救台（开放式暖箱）快速复温，床面温度从30℃开始，每15~30分钟升高体温1℃。随体温升高逐渐调高远红外线抢救台的温度。恢复正常体温后置于预热至适中温度的暖箱中。基层医疗单位可用热水袋、热炕、电热毯等保暖。

2. 供给足够热量及液体

增加新生儿喂奶和喂水的次数，尽量母乳喂养，母亲可以吃些营养高的食物，如鱼汤、排骨汤等。但是要注意不要吃辛辣刺激食物以避免上火。如母乳不足，及时添加奶粉或者代乳品。如果吸吮困难，则需要入院给予鼻饲或静脉滴注葡萄糖、脂肪乳、氨基酸制剂，以增加产生热量。

3. 控制感染

合并感染的应及时将宝宝送至医院给予抗感染药物对症治疗，根据感染的性质选用青霉素、氨苄西林或头孢菌素类抗生素，一律静脉给药，慎用对肾脏有毒副作用的抗生素。

另外，口唇周围青紫的宝宝应吸氧并口服维生素 E，另刺破维生素 E 胶丸擦涂在硬肿的皮肤，并按摩硬肿部位的皮肤，可有效减轻硬肿。维生素 E 为氧自由基清除剂，具有抗氧化作用，能维持酶的活性，对维持组织正常新陈代谢具有一定的作用，同时按摩可改善末梢的微循环，作用直接迅速。

（三）中医治疗

中医学认为本病病机常责之于阳气虚衰、寒凝血涩。刚出生的宝宝尤其是早产儿、双胞胎，体质较弱，阳气不足，这些是发病的内因；出生后保暖不当，受寒冷刺激，或感染其他疾病，导致气血运行失常为发病的外因。

1. 辨证用药

（1）寒凝血涩型：常见体温低至 35℃ 以下，手足发凉，哭声较低，皮肤硬肿，硬肿范围不大。

治疗宜温经散寒，活血通脉，可给予当归四逆汤加减。

（2）阳气虚衰型：常见体温低至 30℃ 以下，反应差，活动少，哭声低弱，吃奶困难，皮肤硬肿范围较大。

治疗宜益气温阳，通经活血，可用参附汤加减。此外，还可酌情选用中成药进行治疗。复方丹参注射液、盐酸川芎嗪注射液可用于以上两种证型，生脉注射液可用于阳气虚衰型。

2. 外治疗法

（1）热敷法：生葱 30 克，生姜 30 克，淡豆豉 30 克，捣碎混匀，酒炒热，敷于硬肿部位，用于寒凝血涩型。

（2）外擦法：新鲜芫荽，水煎，取芫荽以团出汁为度，擦拭患处，每天 3~6 次，每次 3 分钟左右。

第三节

新生儿脐炎

有些宝宝出生后不久肚脐出现发红、肿胀，甚至有的会有浑浊的液体渗出，这是得了新生儿脐炎的表现。新生儿脐炎是由于断脐时或出生后处理不当，如宝宝洗浴时脐部接触污水，或未及时更换尿布致脐部被尿液污染，或脐带未干、脱落过早，或被衣物摩擦损伤等，而被金黄色葡萄球菌、大肠杆菌或溶血性链球菌等感染引起的局部急性蜂窝组织炎。新生儿脐炎一般预后良好，但是处理不当可导致败血症等重症。

一、 新生儿脐炎的临床表现

如果宝宝的脐带根部发红，或脱落后的根部见红色、肚脐窝湿湿的，这是脐带发炎的早期表现。此时若不及时正确处理，宝宝的脐带部位会发红、肿胀、有脓性浑浊分泌物渗出，严重的会有如鱼腥或者臭鸡蛋味道，还可能形成肚脐周围腹壁的炎症甚至脓肿，造成肚皮发硬、皮肤发花，也可沿尚未闭合的脐血管向上蔓延到腹腔，引起腹膜炎、败血症等。此时宝宝常常会伴有发热、不吃奶、精神不好、烦躁不安等症状，出现这些情况时，家长要尽快带宝宝到医院诊治。脐炎治疗不及时彻底，脐部往往会形成一樱红色小肿物突出，常常流黏性分泌物，经久不愈，往往需要外科治疗。

二、 新生儿脐炎的预防与调护

（一）脐部护理

宝宝出生时脐部应采取无菌处理，用无菌的纱布覆盖，不要过早揭开纱布，但应注意观察纱布是否干燥、有无渗液。在脐带未脱落前，洗澡后要将脐带周围的水吸干，将脐带残端轻轻提起，用75%酒精涂擦脐带根部，再换上干净的纱布包裹好。避免用不干净的衣物覆盖脐部，更不要将尿布盖在肚脐上面。勤换尿布，防止尿液污染脐带。

（二）衣物选择

新生儿的内衣应选择纯棉制品，贴身包裹的小包被也应选择纯棉织物做成被里。这样的制品通气和保暖性能俱佳，对孩子皮肤刺激小，还可以减少过敏。宝宝的衣服要柔软、清洁，过硬的衣服会摩擦宝宝的皮肤和脐带部位，皮肤破损容易引起感染。宝宝换洗的衣物应用煮沸或者暴晒的方法消毒。

（三）脐带脱落

宝宝的脐带一般在出生后7～10天脱落，要让脐部残端自然脱落。宝宝断脐后可用安尔碘皮肤消毒剂擦拭脐带护理，不可用松花粉、爽身粉等粉状药物，因为这些粉状异物的刺激可引起脐部慢性炎症而形成肉芽肿。

（四）妈妈的饮食

哺乳期的妈妈要注意饮食清淡，不吃辛辣刺激食物，如辣椒、牛羊肉、鳝鱼等，可以选择吃些鸡蛋、豆腐、瘦肉、牛奶、红糖、山楂等食物，饮食要多种多样，荤素兼备。最好坚持母乳喂养，因为母乳中含有免疫球蛋白，可以增强宝宝的抵抗力。

三、 新生儿脐炎的治疗

（一）常规治疗

（1）局部清洗消毒：如果脐带根部发红，或脐带脱落后有脐窝湿润、流水等现象，应立即进行局部处理。渗出较轻者可用碘伏局部擦拭，渗出较重者可用3%过氧化氢（双氧水）冲洗肚脐2~3次后，用碘伏消毒，酒精脱碘，并用医生开具的消毒溶液涂抹。消毒时，用左手食指和拇指把宝宝的脐孔张开，右手用蘸有药水的棉签自内向外螺旋形地把药水涂在宝宝脐部，范围为直径约3厘米的圆圈。脐部消毒之后，再用干净的纱布把宝宝裸露的脐部盖起来，防止感染。脐部换药时要注意局部的消毒，若有干痂形成，要让干痂自然脱落，切不可强行剥掉，以免出血。

（2）抗生素治疗：肚脐部位红肿的应选用有效抗生素治疗，但注意避免选用对宝宝有副作用的四环素或氨基苷类药物。用红霉素软膏涂抹脐部也能起到消毒抗感染效果。

已形成慢性肉芽肿、有赘生物的患儿要去医院就诊，进行相关处理。出现发热，不吃奶，精神不好，烦躁不安等症状，应及时到医院就诊。

（二）中医治疗

该病在中医学中有两种名称，分别是脐湿和脐疮，脐湿指脐部湿润不干；脐疮指脐部红肿、发热、疼痛，流出脓水。中医学认为产生脐湿、脐疮的原因主要是由于断脐后护理不当，感受毒邪所致。毒邪入侵皮肤，久而不干者，则为脐湿；若邪郁化热，变成湿热则导致脐部红、肿、热、痛，形成脐疮。

1. 辨证用药

（1）脐湿：常见脐带脱落后，脐窝湿润，有渗液，脐带部位微微发红，治疗宜收敛固涩，可用龙骨散加减。

龙骨散制作使用方法：青黛15克，煅龙骨15克，枯矾15克，共研细末，装瓶备用。先将局部用生理盐水擦洗干净，再取药物适量，外撒脐部，消毒棉球敷盖，胶布固定，每天换药1次，连续2~3天。

（2）脐疮：常见脐部发红、肿胀、疼痛，有脓性分泌物，常常伴见发热、哭闹烦躁、口干舌红等，治疗宜清热解毒，可用犀角消毒饮加减内服，配合龙骨散外敷。

此外，口服双黄连口服液或者大青叶合剂，能起到清热解毒、抗炎抗感染的作用。

2. 简便验方

（1）马齿苋 10 克，水煎，每天分 3 次口服，适用于脐部红肿。

（2）鱼腥草 5 克，野菊花 5 克，水煎，每天分 3 次口服，适用于脐部红肿。

（3）海螵蛸 10 克，研细末，用香油调匀，擦患处，用于脐疮湿烂。

第四节

新生儿败血症

初为人母，年轻的妈妈兴奋不已，但是程程的妈妈却是愁眉不展，因为宝宝出生不足 1 周时，妈妈发现宝宝体温 35℃，并且不吃、不动、不哭，面色发绀，黄疸逐渐加重，急忙到医院查血常规、胆红素，医生告诉妈妈，程程得了新生儿败血症，需要住进新生儿重症监护病房。那么什么是新生儿败血症呢？新生儿败血症是指新生儿期细菌侵入血液循环，并在其中迅速生长繁殖，产生大量毒素所造成的全身性感染，是新生儿时期常见的危急重症之一。本病发生率占新生儿的 1‰ ~ 10‰，早产儿中发病率更高，且病死率高，并发症多，是目前新生儿期很严重的疾病之一。

一、 新生儿败血症的发病原因

新生儿败血症发病原因比较复杂。现代医学认为，主要是由大肠杆菌、金黄色葡萄球菌、表皮葡萄球菌、克雷伯菌及 B 组链球菌感染所致。感染的途径有宫内感染、产时感染和产后感染。

（1）宫内感染：母亲孕期有感染，尤其是子宫内膜炎，细菌可经胎盘血行感染胎儿。

（2）产时感染：产程延长、难产、胎膜早破时，细菌可由产道上行进入羊膜腔，胎儿可因吸入或吞下污染的羊水而患肺炎、胃肠炎、中耳炎等，进一步发展成为败血症。也可因消毒不严、助产不当、复苏损伤等使细菌直接从皮肤、黏膜破损处进入血中。

（3）产后感染：这种情况最常见，细菌可从皮肤、黏膜、呼吸道、消化道、泌尿道等途径侵入血循环，脐部是细菌最易侵入的门户。

二、 新生儿败血症的临床表现

新生儿败血症根据发病时间多分为早发型和晚发型。早发型于出生后 7 天内发病，感染发生在出生前或出生时，常呈暴发性多器官受累，尤其是以呼吸系统的症状最明显，病死率高。晚发型于出生 7 天以后发病，感染发生在出生时或出生后，常有脐部感染、肺炎、脑膜炎等局灶性感染，病死率较早发型低。

早期表现常不典型，表现为精神欠佳，活动减少，食乳减少，哭声低微，体温不升。随着疾病的发展，出现精神反应差，嗜睡，乏力，不吃，不哭，不动，面色苍白，体重不增，发热或高热等。

除以上表现外，有以下特殊表现时应高度怀疑是否感染本病。

（1）黄疸：迅速加重，消退延迟或退而复现。

（2）肝脾大：出现较晚，轻中度肿大。

（3）出血倾向：皮肤黏膜瘀点、瘀斑，针眼处渗血不止，呕血、便血、肺出血等。

（4）休克征象：面色苍白，皮肤发花，尿少或无尿，肢体硬肿等。

（5）其他：肠麻痹、脑膜炎、骨髓炎、关节炎、脓尿、局部皮肤感染等。

重症败血症还可出现呼吸窘迫表现：气急，青紫，呼吸不规则、暂停等。

三、 新生儿败血症的预防

（一）孕期保健

准妈妈尽量待在空气清新的环境里，避免去人群密集的公共场所，尽可能避免或减少细菌感染机会；其次在孕期要避免各种剧烈活动，避免性生活，以避免发生胎膜早破；同时还要积极治疗妇科疾病，防止胎儿在宫内感染。

（二）新生儿护理

保持宝宝的皮肤清洁，积极治疗局部皮肤感染。特别是要保持宝宝肚脐处的干燥清洁，避免洗澡水或尿液弄湿肚脐以增加细菌感染的机会。

禁止用针去挑或用手去摩擦宝宝牙床上的"马牙"，否则可能会使口腔黏膜损伤而继发感染。

关注宝宝黄疸变化，包括黄疸出现的时间和症状及异常变化，密切观察宝宝的精神、反应、吃奶、哭声、体温及大小便情况，如有异常，及时就医。

保持宝宝用品及周围环境干净。宝宝的用具、被褥、小床等要经常清洗、消毒。室内环境卫生，特别是空调和冰箱，需定期清洗杀菌。

四、 新生儿败血症的治疗

（一）常规治疗

患儿必须及时到正规医院接受治疗。医生一般会采取以下治疗措施。

1. 支持治疗

保温或降温，吸氧，口腔及皮肤护理，清除感染灶，维持水、电解质和热量平衡。

2. 抗菌治疗

选用强有力、针对性强的抗生素，早期足量、足疗程及联合应用。重症可应用激素治疗。

3. 免疫疗法

重症者可给予静脉滴注人免疫球蛋白及交换输血等治疗方法。

（二）中医治疗

中医学多认为，本病发生的内因是初生儿脏腑娇嫩，皮薄柔嫩，防御能力差，极易感染外邪；外因是感染邪毒，侵入于血，化热化火，内陷心包。若正气旺盛，邪正相搏，出现壮热、神昏、抽搐等心肝二经症候；若正气不足，正不胜邪，邪毒内扰，则出现面色青灰、体温骤降、额出冷汗、四肢厥冷、呼吸微弱等危证。所以辨证为邪毒炽盛、毒陷正虚、余热未清三型。

1. 辨证用药

（1）邪毒炽盛型：多见于足月儿，表现为起病急骤，发热，烦躁哭闹，皮肤黏膜可见瘀点或黄染，腹胀，肝脾大，甚至昏迷、抽搐，尿少，便干，舌质红，苔黄。

治宜清热解毒凉血，方选清瘟败毒饮或清营汤加减，或选用紫雪颗粒、清开灵胶囊、金莲清热泡腾片口服，或静脉应用清开灵、茵栀黄注射液等。

（2）毒陷正虚型：多见于早产儿或体质较差的足月儿，表现为精神萎靡，不吃、不哭，体温不升，面色苍白、青灰，皮肤黄染或有瘀点，甚至有气息微弱，四肢厥冷，舌质淡红，苔薄白等症状。

治宜益气解毒，扶正祛邪，方选参附汤加味。亦可单用红参煮水服用，或静脉滴注参附注射液、参麦注射液等。

（3）余热未清型：多见于疾病恢复期，表现为低热或不规则间歇发热，嗜睡，哭闹不安，纳乳较少，易汗出，尿黄，面色苍黄，舌质红，少津，苔薄黄。

治宜养阴清热，益气健脾，方选竹叶石膏汤加减。

2. 单验方

（1）青蒿败酱汤：僵蚕、紫草各 10 克，青蒿 15 克，败酱草 20 克，大黄 6 克（另煎），甘草 3 克。高热者加连翘 20 克，伤阴者加天花粉 10 克、乌梅 10 克。水煎至 40 毫升，每天 1 剂，分 2 次喂服或鼻饲。适用于邪毒炽盛型。

（2）参附汤：人参 10 克，制附子 15 克。每天 1 剂，水煎至 100 ~ 150 毫升，分 3 ~ 4 次口服。适用于毒陷正虚型，见气息微弱，四肢厥冷。

（3）茵陈茅根汤：茵陈 10 克，白茅根 15 克，茯苓 6 克，车前草 6 克，猪苓 5 克。水煎服，每天 1 剂，分 2 次喂服或鼻饲。适用于本病伴有黄疸者。

3. 中药外治

（1）中药保留灌肠：黄连、栀子、金银花、连翘、地龙、蝉蜕、马齿苋、秦皮各 6 克，黄芩、白僵蚕、炒枳壳各 3 克，琥珀粉 0.5 克，煎浓汁 60 毫升，保留灌肠，每天 2 次，连用 3 天。

（2）贴敷法：抽搐不止时，可用鲜地龙捣烂如泥，加入蜂蜜或摊于纱布上，敷贴于囟门处以缓解痉挛。

（3）擦洗法：由脐疮引起的新生儿败血症，可用防风 10 克，金银花 10 克，野菊花 10 克煎汤，清洗肚脐部，拭干后再以如意金黄膏调敷。

第五节

感　冒

感冒是小儿常见病，虽说不是什么大病，但在日常生活中经常困扰家长。很多家长有这样的经历，孩子发烧、咳嗽了，看了几个医生，有的说是感冒，有的说是上呼吸道感染，还有的说是咽炎、扁桃体炎。感冒到底是什么呢？感冒其实是中医的病名，西医称为上呼吸道感染，简称上感，包括喉部以上所有的呼吸道感染疾病，如鼻炎、咽炎、喉炎、扁桃体炎等。

一、 为什么会感冒

人为什么会感冒呢？从西医角度来说，90%以上的感冒是由病毒感染引起的，而病毒的种类有 150 种以上，仅少数的感冒是由细菌、支原体所致。正因为感冒的病毒种类如此之多，所以人的一生中，才会不断地感冒，每次的症状也不同，有时仅咳嗽、流涕，有时发热，有时高热，有时低热，有的甚至除发热以外，没有任何症状。

二、 小儿感冒的临床表现

小儿感冒轻重程度相差很大，轻者只是流清水鼻涕、鼻塞、喷嚏，或者伴有流泪、微咳，咽部不适，一般 3～4 天能自愈。有时也伴有发热、咽痛、扁桃体发炎及淋巴结肿大，发热可持续 2～7 天。重者体温高达39～40℃或更高，伴有畏寒、头痛、全身无力、食欲锐减、睡眠不安等全身症状。有的患儿则表现为恶心、呕吐、腹泻等消化道症状，临床称为"胃肠型感冒"。

三、 小儿感冒的预防

多数感冒是由于小儿营养不良、过度疲劳、睡眠不足、心情不好或长期患有慢性疾病，再加上受凉所致。想要预防感冒就要尽量防止上述情况的出现。

（一）衣着适宜

民间有句谚语："若要宝宝安，常带三分饥和寒。"为什么孩子相对少穿一些可以不生病？那是因为小儿处在生长发育过程中，新陈代谢特别旺盛，如穿得过暖，加上小儿又喜爱活动，容易引起出汗，这时毛孔大开，若遇到冷风一吹，寒邪很容易侵入体内，造成感冒。而适当地少穿一些，孩子稍稍感觉一些冷，这时全身的毛孔都是收缩紧闭着的，就是运动后也不容易出汗，这时如果遇到冷风吹，因毛孔都处在收缩状态，冷风很难直接侵入体内，对身体的伤害不是太大，孩子常常会打几个喷嚏、流清水鼻涕，这时家长只要及时给孩子喝些温开水，避免直接吹风，症状可以很快缓解。

（二）均衡饮食

现在生活水平普遍提高，宝宝又都是家里重点保护对象，所以现在的孩子多是营养过剩和营养不均衡。民间有句俗话：鱼生火，肉生痰，青菜豆腐保平安。鱼、虾吃多了，孩子内热大，容易出汗，而这类内热大的孩子一旦受凉引起的感冒常常伴有高热，所以建议家长们不要让孩子吃过多的鸡、鸭、鱼等肉类，一定要配合食用适量的应季水果、蔬菜，既做到营养均衡，也不会造成孩子身体内热较重。

（三）充足睡眠

无论是大人还是孩子，每一天身体、情绪、智力状况都与前一天晚上的睡眠有直接的关系，如睡眠不好，第二天身体疲乏、浑身没劲、情绪不佳、脾气易燥、记忆力下降，所以保证充足的睡眠不但可以增强体质、预防感冒，也是提高生活质量的根本条件之一。

四、 小儿感冒的治疗

（一）避免走入误区

1. 不要急于退热

发热是身体的一种防御性反应，既有利于歼灭入侵的病菌，又有利于孩子的正常生长发育。但高热达 39℃ 以上应在医生指导下退热。退热的最好办法是物理降温，如冷敷、酒精擦浴等。如物理方法不能使体温下降，可配合使用退热药。

孩子一感冒发烧，父母亲之所以会立即抓狂，不外乎是存在一个传统观念，认为孩子发烧会烧坏脑子。其实发高烧本身，是不会使"脑筋变坏，智能变差"的。发热是身体对病毒或细菌入侵所产生的一种反应，可以使小儿的防御功能大大加强，为消灭病原微生物，并使炎症痊愈创造了有利条件，有利于歼灭入侵的病毒和细菌，从而有利于小儿的正常成长发育。只有脑炎、脑膜炎等疾病，大脑本身受病毒破坏才会伤及智能或感官功能。而感冒发烧，除了反复高热抽搐外，一般是不会损伤大脑的。

常用的退热药有：布洛芬，每次按体重服药，剂量为 5～10 毫克/千克，每 4～6 小时 1 次，一天不超过 4 次；对乙酰氨基酚，每次口服 0.25～0.5 克，每 4～6 小时 1 次，1 天不超过 4 次；小儿退热栓，每次半粒到 1 粒，塞入肛门，1 天不超过 3 次。不要使用复方阿司匹林（APC），因为 APC 有兴奋作用，而婴幼儿的神经抑制机制尚未健全，高热时使用，易诱发惊厥，还会因大量出汗引起虚脱，甚至因血液中游离胆红素堆积而出现黄疸；同时这种药对消化系统和肝肾功能有损害，有的可能引起瑞氏综合征，造成白细胞、血小板降低，尤其是 3 岁以下的幼儿，一般不主张用这种药。

2. 不随便使用抗生素

病毒或者细菌都可以引起感冒。病毒引起的感冒属于病毒性感冒，细菌引起的感冒属于细菌性感冒。抗生素只对细菌性感冒有用。其实，很多感冒都属于病毒性感冒（80% 以上）。严格意义上讲，对病毒性感冒并没有什么特效的药物，只是对症治疗，而不需要使用抗生素。大家可能都有过这种经历，感冒后习惯性在药店买些感冒药，同时再加一点抗生素来使用。实际上抗生素在这个时候是没有用处的，还容易使孩子产生耐药性，是浪费也是滥用。

3. 不必注射"丙种球蛋白"

孩子经常感冒，让父母很着急，听人说这是抵抗力低的缘故，打点

"丙种球蛋白"就能起预防感冒作用，但注射了一段时间，却没见什么效果。"丙种球蛋白"是来源于血浆提炼的生物制剂，以目前的技术还是存在被污染的危险，不是百分之百的安全。而且，"丙种球蛋白"在体内代谢很快，半衰期是3周，因此，只能短期有效。

4. 不滥用感冒药

感冒在很多时候不需要治疗，不要滥用感冒药，也不要跟着广告用药，更不要动不动就输液。大多数患者感冒后，即使不治疗，过一段时间也会自行好转。特别值得注意的是，有不少成人用的感冒药，对孩子有危害，如速效伤风胶囊、感冒通、安痛定等药，含有对乙酰氨基酚、非那西丁、氨基比林、咖啡因等成分。这些成分对骨髓造血系统可产生抑制作用，影响小儿血细胞的生成和生长，导致白细胞减少及粒细胞缺乏，降低小儿的免疫力，有的可引起中毒性肝损坏。

（二）中医治疗

中医认为，当气候骤变，冷热失常时，适值人体内外功能减弱，风寒、风热之邪乘虚侵袭，就会患感冒。感冒的病因主要是感受风邪，风邪常兼杂寒、热、暑、湿等。主要症状为发热、鼻塞、流涕、咽痛、头痛，时有关节酸痛和周身不适等。中医依据病因把感冒分为风寒型、风热型和暑热型三种，在用药上也有很大的区别。

1. 辨证用药

（1）风寒型感冒：表现为发热不重（体温正常或低热），恶寒（怕冷），头痛无汗，咳白稀痰，鼻塞，流清涕，舌质淡红，舌苔薄白，脉浮紧或指纹浮红。

治疗应选择辛温解表，宣肺散寒类药，方用荆防败毒散加减。中成药可选择风寒感冒冲剂、荆防冲剂、感冒清热颗粒（冲剂）等。

（2）风热型感冒：表现为发热重（体温升高明显），有汗，头胀疼，鼻流黏涕或黄涕，咽喉肿疼，咳嗽，痰黄稠，口渴，舌苔黄或薄白。

治疗应选择宣肺清热、辛凉解表类药，方用银翘散等。中成药可选用银翘解毒丸、桑菊感冒片、羚羊感冒片等口服。

（3）暑热型感冒：暑热型感冒是夏天特有的感冒，也就是老百姓俗称的热伤风。热伤风的发热和秋冬季感冒是有区别的，表现为发热重，恶寒轻，舌质红，舌苔黄，一般没有寒冷的感觉，只是发热，出汗多但是不容易退热。因此，如果夏天的热伤风如果还像冬天感冒一样吃退烧药效果就会不好，而且还有一定副作用。

治疗宜祛暑解表，方用新加香薷饮等。中成药可选用藿香正气冲剂或口服液。

另外还有一种外寒内热型感冒。小儿常吃高热量的食物，营养不均衡，体质偏热，有内火，加上外感风寒，引发此型感冒。也有的外感风寒，治疗不当，久拖不愈，引起郁热内生。外寒内热型感冒在治疗上宜先用辛温解表去除外寒，继而疏散郁热。可以选用表里双解、解表清里的药物，如防风通圣丸（散）。

2. 饮食疗法

（1）绿豆30克磨碎，茶叶10克装入布袋，加水一大碗，煎至半碗去茶袋，加适量红糖，有清热解表之功效。

（2）马兰头、金银花各50克，甘草10克，加水一大碗，煎至半碗，每天服3~4次，治发热胸闷、头昏乏力、小便短赤等风热感冒。

（3）大蒜、生姜各15克，切片，加水一碗，煎至半碗，睡前一次服下。服时加适量红糖，治风寒感冒。

（4）葱白60克，洗净切碎，加水3杯，煎至2杯，趁热喝一杯，半小时后加热再喝一杯，可治恶风、发热、鼻寒等风寒感冒。

（5）萝卜1个，青橄榄6~7个，烧水代茶喝，专治口鼻干燥，发热流涕，咽痛口渴感冒。

（6）葱白适量，切细丝，用开水泡汤，乘热熏口鼻，专治乳儿伤风鼻塞。

3. 推拿疗法

小儿感冒可选择以下推拿手法治疗。

（1）患儿由家长扶抱或俯卧位，家长以手掌蘸少许生姜汁沿脊柱两侧膀胱经，用大鱼际着力推搓背、腰部，以红热为度。

（2）家长以双手拇指在背部风门、肺俞分别按揉1分钟。

（3）患儿仰卧位，家长以双手拇指推鼻翼两侧各20～30次，然后推印堂、攒竹，再向左右分抹额部，抹到太阳穴后用拇指按揉法。如此反复数遍，以皮肤微微发红为度。

（4）家长以拇指先点后揉曲池、合谷各1～3分钟。

五、 小儿感冒的护理

（一）多喝温开水

如果孩子手脚不冷、面色发红、咽喉肿痛、舌苔黄或红、小便颜色黄且气味重、眼睛发红，说明孩子身体内热较重，应该让孩子大量喝温开水，也可以在水中加少量的盐，冲成淡淡的盐开水给孩子喝，孩子多解几次小便，能消内热，体温就会下降，所有上火的症状也会好转。多喝温开水是治疗和有效控制感冒早期症状的关键，家长一定要经常地多给孩子喝一些温开水。

（二）饮食三原则

感冒期间的饮食非常重要，如果感冒后不好好吃饭，抵抗力更会下降，症状会加重，病程会延长，而能吃能睡的孩子一般恢复得较快。感冒期间的饮食有三个原则：一是要加强营养，二是要利于消化吸收，三是饮食要清淡。

感冒期间给孩子吃稀饭、鸡蛋羹、面条等，并注意让患儿多喝水，多吃青菜、水果。一定不要给孩子吃油腻的、不容易消化吸收的食物。有的家长看到孩子吐了、腹泻了，认为孩子营养流失了，赶紧煮各种的营养汤，而营养汤里油腻重，反而增加了原本就虚弱的胃肠的负担。

（三）物理降温

当孩子体温轻度发热时（体温不超过 38.5℃），可用温水拭浴。将宝宝身上衣物解开，用毛巾浸湿在温水（37℃左右）后拧干，全身上下搓揉，如此可使宝宝皮肤的血管扩张将热气散出，另外水汽由体表蒸发时，也会吸收体热。当孩子体温超过 38.5℃时，可以适度地使用退烧药水或栓剂。

（四）温水泡脚

晚上临睡觉前给宝宝用温水泡泡小脚，摸摸宝宝的头，只要微微出点汗，就可以缓解感冒症状。

第六节

小儿咳嗽

咳嗽是儿童最常见的症状之一，也是儿科最常见的就诊原因之一。孩子咳嗽，对许多家长来说是件十分苦恼的事情。其实，咳嗽和发热一样，是人体的一种防御反射，并且具有一定的保护作用。

在呼吸道发生炎症（如上呼吸道感染、气管炎、肺炎等）时，炎性渗出物、细菌、病毒及被破坏的白细胞等混合在一起，像垃圾一样，被纤毛送到气管，堆积多了，可刺激神经，引起咳嗽，通过咳嗽，排除这些垃圾。因此，只要炎症没有完全消退，排除"垃圾"的咳嗽动作就会一直存在。若是用药阻止咳嗽，这些"垃圾"会越积越多，反而会加重感染，甚至阻塞气道。

一、　引起咳嗽的原因

咳嗽只是一个疾病的症状，很多疾病都可以引起咳嗽。尽管咳嗽的原因很多，但最常见的原因主要是感冒、感染、鼻后滴流综合征、过敏等。这些最常见的咳嗽的原因，各有不同的临床特点。

1. 感冒咳嗽

这是急性咳嗽最常见的原因。起病很急，在咳嗽同时，有感冒症状，如嗜睡、流鼻涕、打喷嚏、鼻塞、流眼泪，有时可伴随发热、精神差、食欲不振、出汗。感冒症状消失后，咳嗽仍持续 3~5 天。

2. 感染后咳嗽

又称感冒后咳嗽，是指感冒症状消失后，咳嗽仍然迁延不愈，可持续至 3 周以上。本病发病初期有明显上呼吸道感染症状，如流涕、打喷嚏、流泪、咽痛、咳嗽等，感冒症状消退后，咳嗽仍不愈，多为刺激性干咳或咳少量白色黏液痰，一般持续 3~8 周。是亚急性咳嗽最常见的原因。

3. 鼻后滴流综合征引起咳嗽

鼻后滴流综合征指由于鼻部疾病引起分泌物倒流至鼻后和咽喉部，甚至反流入气管，引起以咳嗽为主要表现的一类疾病。大部分人的鼻涕是从前鼻孔流出，而患鼻后滴流综合征的患儿，鼻涕从后鼻道流出，流到咽部及声门，故患者说话前先清嗓子，这是鼻后滴流综合征的典型表现。普通感冒、各种鼻炎、鼻窦炎，都可以产生分泌物，流至咽部，引起咳嗽，是慢性咳嗽最常见的原因。

4. 过敏性咳嗽

咳嗽较为剧烈，而且呈阵发性；反复发作，时间一般为 1 个月以上，其特征为夜间、早晨发作性咳嗽，运动或哭闹时加重，尤其吸入冷空气后咳嗽加重，以干咳为主，除咳嗽外无其他症状；咳嗽常发生在冷热交替或季节交替的时候，或者春暖花开、花粉较多的春季；小儿有爱揉眼睛、揉鼻子或者爱挠头皮的表现。

二、 咳嗽的预防和调护

咳嗽患儿应该减少活动，增加休息时间，卧床时头胸部稍提高，使呼吸通畅。鼓励患儿多饮水，给予易消化、营养丰富的饮食，发热期间进食流质或半流质为宜。

保持口腔清洁，由于患儿发热、咳嗽、痰多且黏稠，咳嗽剧烈时可引起呕吐，故要保持口腔卫生，以增加舒适感、增进食欲、促进毒素的排泄。可在进食后喂婴幼儿适量开水，以清洁口腔。年长儿应在晨起、餐后、睡前漱洗口腔。

观察呼吸道分泌物的性质及能否有效地咳出痰液，指导并鼓励患儿有效咳嗽。若痰液黏稠可适当提高房间的湿度，室内湿度宜维持在 60% 左右，以湿化空气，稀释分泌物，也可采用超声雾化吸入或蒸汽吸入；对于咳嗽无力的患儿，宜经常更换体位，拍背，使呼吸道分泌物易于排出，促进炎症消散；如果分泌物多，影响呼吸时，要用吸引器，及时清除痰液，保持呼吸道通畅；有咳喘症状者可给予氧气吸入。

保持室内空气新鲜和适宜的温度，室温以 20℃ 为宜，避免对流风。适当开展户外活动，进行体格锻炼，增强机体对气温变化的适应能力。根据气温变化增减衣服，避免受凉或过热。在呼吸道疾病流行期间，不要带孩子到公共场所，以免交叉感染。

如果宝宝入睡时咳个不停，可抬高上半身侧躺，用垫子或枕头垫在孩子的肩背部，让宝宝左右侧睡交替进行，这样有利于呼吸道分泌物的排出。咳嗽的宝宝喂奶后不要马上躺下睡觉，防止因咳嗽而吐奶，引起误吸。如果已经误吸呛咳，应立即改头低位，拍背，鼓励其咳嗽，将吸入物咳出。

三、 几种比较严重的咳嗽

当孩子有咳嗽的症状时，父母要先观察咳嗽的性质，有无并发症及全身症状，再决定是否立刻就医。有以下情况时，家长应立即带孩子就医。

（1）孩子突然呛咳，并伴有呼吸困难，可能是误吞异物，堵住了气管。容易误吞的东西有花生、铅笔套、药丸、纽扣、硬币、糖果等。

（2）高热、咳嗽、喘鸣伴呼吸困难时，特别是小于 3 个月大的宝宝，需立即送医院紧急处理。

（3）2 岁内的宝宝很容易患毛细支气管炎，这是急性下呼吸道感染性疾病，这时孩子脸色不好，常会口唇发紫、呼吸增快，严重者可出现呼吸困难，抬肩呼吸，吸气时胸壁下部凹陷，也应及时送医院救治。

（4）还有一种特殊的咳嗽，听起来如同狗叫，发出"空空"声，叫作犬吠样咳嗽，这是急性喉炎的特有症状。如果呼吸困难、口唇发绀青紫，说明喉头水肿严重，应及时送医院救治。

四、 咳嗽的治疗

（一）常规治疗

1. 合理选用止咳药

一般来说，不一定见到咳嗽就要马上止咳，除非是剧烈的咳嗽影响患儿休息。孩子每天偶尔咳嗽几声可视为正常现象。在痰多时只能在化痰的基础上才能用止咳药，如果盲目止咳，可能会导致痰液、病菌的排出不畅，引起误吸或是加重感染。对一般咳嗽的治疗应以祛痰为主，不宜单纯使用镇咳药，尤其不适合使用中枢性镇咳药，如可待因、咳必清、咳美芬等。只有当频繁剧咳，或者只有当痰液不多而频繁发作的刺激性干咳，影响患儿休息和睡眠时，及为防止剧咳导致并发症（如肺血管破裂、肺气肿、支气管扩张、咯血），才能短时间地使用镇咳药。

2. 谨慎选择抗生素

从咳嗽的分类可以看出，常见的咳嗽除了细菌感染引起的感冒咳嗽，过敏性鼻炎、鼻窦炎引起的鼻后滴流综合征外，其他都不是感染引起的。因此，大多数不需要抗生素治疗。

（二）中医治疗

中医认为小儿五脏六腑发育不健全，肺脏尤为娇嫩，所以就特别容易被外邪侵袭。病毒或者细菌，特别容易侵犯小儿。根据咳嗽发生的原因，可以分为外感咳嗽与内伤咳嗽两大类。外感咳嗽是在气候变化、自身调节能力较差的情况下，感受外邪而发生。除咳嗽的时间较短外，常常伴有发热、鼻塞、流涕、打喷嚏等症状，大部分急性、亚急性咳嗽属外感咳嗽。内伤咳嗽则是由于脏腑虚弱，或是饮食、情志等生活习惯长期失调，损害了脏腑功能，最终影响到肺而发生。往往咳嗽时间较长，或反复发作，兼有的症状也多种多样。内伤咳嗽有脾虚、肺虚、肾虚之别，其特征是病情缓，病程长，反复发作，慢性咳嗽属内伤咳嗽。

1. 辨证用药

（1）风寒咳嗽：人体感受风寒之邪，表现为咳嗽伴周身肌肉酸痛，畏寒怕冷，喉痛，无汗，咳白色痰，伴有头痛、流清涕及发热等，舌质淡红，舌苔薄白。治疗宜宣肺止咳，方用金沸草散加减。中成药可用儿童清肺口服液、杏苏止咳糖浆、解肌宁嗽丸等。

（2）风热咳嗽：人体感受风热之邪，表现为咳嗽伴发热，口干，鼻塞，咳黄痰且咯痰不爽，喉痛，舌质红，舌苔黄。治疗宜清肺止咳，方用桑菊饮加减。中成药可用复方鲜竹沥口服液、蛇胆川贝液、桑菊银翘散、银黄口服液等。

（3）痰湿咳嗽：特点是咳嗽痰多，痰液清稀，早晚咳重，常伴有食欲不振、口水较多等症。治疗宜燥湿化痰，方用三拗汤合二陈汤加减。中成药可用橘红丸、橘红痰咳液等。

（4）气虚咳嗽：特点是咳嗽日久不愈，咳声无力，痰液清稀，面白多汗等。治疗宜健脾益气，补肺止咳，方用六君子汤加减。中成药可用儿康宁、四君子合剂等。

（5）阴虚咳嗽：特点是干咳少痰，咳久不愈，常伴形体消瘦、口干咽燥、手足心热等症。治疗宜滋阴润肺止咳，方用沙参麦冬汤加减。中成药可用养阴清肺丸、川贝枇杷膏等。

2. 饮食疗法

风寒咳嗽应吃一些温热、化痰止咳的食品；风热咳嗽应吃一些清肺、化痰止咳作用的食物；内伤咳嗽应吃一些调理脾胃、补肾、补肺气的食物。具体的方法如下。

（1）生姜大蒜红糖水：孩子患风寒感冒时，喝温热的生姜红糖水能起到很好的治疗作用，如果同时还伴有咳嗽，可以在生姜红糖水里再加2～3瓣的大蒜，文火煮10分钟即可。

（2）烤橘子：将橘子直接放在文火上烤，并不断地翻动，烤到橘皮发黑，并从橘子里冒出热气，孩子一次吃2～3瓣。

橘子性温，有化痰止咳的作用，尤以橘子果皮的外层红色部分，又叫橘红，作用更强。风寒咳嗽并且痰较多时，为白色的稀黏痰，吃了烤橘子后，痰液的量会明显减少，镇咳作用非常明显，而且孩子都愿意吃。

（3）花椒冰糖梨：梨1个，上1/4部带蒂切去待用；挖去中间核后放入20粒花椒，2粒冰糖；把切去的部分盖在梨上并放入碗里，上锅蒸30分钟左右即可，一只梨可分2次吃完，适合于风寒咳嗽。另可将花椒换为川贝5～6粒，同法，适用于阴虚咳嗽。

（4）白萝卜水：白萝卜切4～5薄片，放入小锅内，再加大半碗水，放火上烧开后，再改文火煮5分钟，可加入适量冰糖或蜂蜜，每天喝2～3次，适合于风热咳嗽。

（5）二陈二仁粥：陈皮9克，半夏6克，茯苓12克，薏苡仁15克，冬瓜仁15克，粳米100克，前5味药水煎，沸后约10分钟，去滓取汁，加粳米及适量水，同煮为粥，适用于痰湿咳嗽。

（6）山药粥：取500克山药洗净、削皮，切成小块，放入锅中。加入500毫升水熬煮，加工成稀糊状，一边煮一边搅，以防煳锅底，当山药烧开冒泡，可以关火。做好的一碗山药粥可以分2～3次食用。山药健脾胃、补肺气、益肾精，滋养强壮，适合脾胃气虚、肺肾不足所致的虚劳咳喘。

3. 推拿疗法

基本操作：患儿俯卧于治疗床上或医生面对患儿背部而坐，分别按揉风门和肺俞，每穴 1 分钟。

4. 艾灸疗法

取穴：大椎、风门、肺俞。

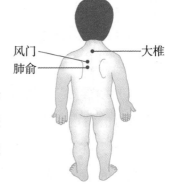

艾灸方法：采用艾条悬灸。施灸时将艾条一端点燃，对准应灸的腧穴部位，距皮肤 1.5 ~ 3 厘米，进行悬灸，以患儿有湿热感而无内痛为度。每个穴位艾灸时间不少于 10 分钟。

第七节

哮　喘

由于受到空气、环境污染及化学成分食品增多等因素的影响，小儿哮喘的发病率逐年上升，严重影响我国儿童的身体健康。在很多家长印象中，哮喘就是严重的喘息，上不来气，反复发作，需要长期用激素控制，不能剧烈活动，不能受凉等，因此，对哮喘非常恐惧。其实，尽管哮喘发病率不断上升，但小儿哮喘的治疗效果要明显好于成人。只要正确认识，规范治疗，注重日常防护，小儿哮喘疗效是很好的。

一、 哮喘的发病原因及诱发因素

儿童哮喘诱发因素主要有以下几个因素。

（1）气候：儿童对气候变化很敏感,冷空气刺激或气压降低,常可诱发哮喘发作。所以儿童哮喘发病,在寒冷季节为多见,这与呼吸道感染也有一定关系。

（2）运动：儿童剧烈运动,可引起哮喘发作。这是由于短时间内从肺泡经气道呼出并损失了大量水分,在物理刺激下,许多细胞产生并释放出能使平滑肌收缩的介质,结果导致反射性的支气管痉挛而发生哮喘。

（3）感染：呼吸道感染,尤其是呼吸道病毒感染,是诱发儿童哮喘的主要原因。近年来,多数研究表明,呼吸道感染中以病毒为主,细菌感染无论在哮喘发作,还是在支气管哮喘的继发感染中,均不占主要地位。

（4）非特异性理化因子：在哮喘患儿气道反应性增高的基础上,某些非抗原性物质,如蚊香、香烟、植物油、汽油、油漆的气味等,可刺激支气管黏膜下的感觉神经末梢,反射性地引起咳嗽和刺激迷走神经而产生支气管平滑肌痉挛。

（5）螨虫：儿童对螨虫的过敏比成人多,而且多在晚上发作。对螨虫过敏引起哮喘的特点是病症出现早。有人在对143例儿童哮喘患者调查中发现,首次发作哮喘年龄在3岁以内者占61.5%。

（6）其他因素：非致病菌（甲型链球菌、奈瑟球菌）、真菌、牛奶、禽蛋、花粉、棉絮、蚕丝、兽毛、羽毛、飞蛾、疟原虫、阿司匹林及情绪改变（如大哭大笑、紧张恐惧等）,均可引起部分儿童哮喘发病。

二、 哮喘的临床表现

（一） 发作先兆及早期表现

哮喘患者首先表现为上呼吸道过敏的症状,如眼痒、鼻痒、打喷嚏、流清涕等,婴幼儿往往仅表现为揉眼、搓鼻等,进一步的表现为干咳和呛咳。这些症状通常在哮喘发作前可持续数小时或数天。这些都是小儿哮喘发作前的表现,所以在日常生活中我们一定要特别注意。

（二） 典型发作时表现

哮喘症状以突然发作的喘息为主要特征,儿童哮喘的喘息症状根据哮喘的严重程度而有较大的差异。患儿可出现高调喘鸣声，不用听诊器或相隔一定距离即可听到；呼吸频度加快、呼吸困难，婴幼儿可表现为张口呼吸、鼻翼翕动。许多患儿可伴有咳嗽，一般病初为干咳，发作消退时咳出白色黏液样痰，严重发作时可表现为烦躁不安、发绀、面色苍白、出冷汗，查体可见三凹征、心率加快、双肺有哮鸣音。进一步加重可出现心力衰竭的表现，如颈静脉怒张，水肿，肺底中、小水泡音，肝脏肿大。慢性哮喘患儿可见肺气肿体征，如桶状胸、胸部叩诊呈鼓音等。特别需注意的是，有一种顽固性咳嗽，晨起和夜间较重，干咳少痰，久治不愈，这也是一种特殊类型的哮喘，即咳嗽变异性哮喘。如果孩子长期咳嗽难愈，家长一定要警惕孩子是否患有咳嗽变异性哮喘，并及时带孩子到呼吸专科门诊就诊，以防贻误诊治。

（三）缓解期的表现

在缓解期，哮喘患儿可无任何症状和体征，对活动无影响，或仅表现为过敏性鼻炎和咽炎的症状。少数患儿可有胸部不适、肺内哮鸣音或有或无，长期反复发作者可有肺气肿等表现。

三、哮喘发作的预防

父母在日常生活中，如何照顾哮喘的孩子，以减少哮喘发作呢？可从以下几方面着手。

1. 建立一份"家庭病案"

把孩子每次哮喘发作的日期、时间、地点、轻重程度，发病当天的天气情况，有无特殊饮食和特殊化学物质的诱发，用药情况，发病前 24 小时内发生的特殊事件，孩子是否有过剧烈活动，有无大哭大笑等，均要详细记录下来。经过这样长期细致的观察、分析和归纳，就可找出发病的某些规律及有关的可疑因素，从而采取相应的办法加以治疗和避免。

2. 避开过敏原

如果哮喘是由过敏引起的，可去医院做脱敏治疗，以帮助孩子的免疫系统建立防御能力，减少甚至消灭过敏反应；平时应尽量避免去有过敏原的场所；选择朝阳的居室，室内保持干净、透风、干燥，严禁吸烟；尽量避免或减少接触花粉、灰尘、尘螨等；要常清洗寝具、地毯、家具；安装空气净化器；使用有滤器的吸尘器；居家环境多种植绿色植物，因为绿色植物具备非常有效的空气净化功能；家中不要养猫、狗、兔、鸽子等，更不要让这些宠物进入哮喘儿童的寝室，因为动物的皮毛、粪便等均可诱发哮喘；父母不要用香味浓郁的化妆品，更不要给孩子搽抹化妆品；有强烈异味的化学物质，如油漆、汽油、杀虫剂等均不宜让患儿接触；给孩子买玩具时，应选择木、布、金属或塑料制作的为宜，不要买皮毛或厚绒制成的玩具。另外，在购买玩具时要闻一下有无特殊气味，以无味者为佳。

3. 避免冷空气

冷空气是哮喘常见的诱发因素。天气寒冷，应尽量待在室内，不要从温暖的室内突然走到寒冷的室外。如果患儿非得外出，应提前戴上口罩或围巾，使冷空气在吸入前被"预加温"，以避免冷空气的突然刺激。

4. 饮食宜忌

饮食宜清淡，多吃新鲜蔬菜和水果，如萝卜、刀豆、丝瓜、枇杷、橘子和核桃等。鱼、虾、螃蟹、葱、蒜、韭菜和过酸过辣的食品少吃为宜，不宜进食肥腻生冷之物，如肥肉、奶油、冷饮、巧克力等。忌辛辣、过甜、过咸的食物。如果发现孩子吃了某种食品有哮喘发作时，必须避免进食该种食品。

四、 哮喘的治疗

（一）常规治疗

哮喘的常规治疗包括以下几点。

1. 消除病因

家长应能识别患儿发作的早期信号，确定并避免或消除引起哮喘发作的变应原和其他非特异性刺激，祛除吸烟及其他诱发因素。有条件者寻找过敏原，并远离过敏原。

2. 控制急性发作

哮喘发作时应尽快缓解气道阻塞，预防进一步恶化或再次发作。可吸入沙丁胺醇气雾剂（舒喘灵），严重者可每20分钟吸入1次，也可口服舒喘灵片。如症状缓解，可继续在家里观察，如果还不能缓解，则应马上去医院。

3. 缓解期治疗

一般哮喘经过急性期治疗，症状得到控制，但哮喘的慢性炎症仍然存在，因此，必须制订哮喘的长期治疗方案。根据病情选择合适的治疗方案。主要目的是防止哮喘再次急性发作或减少复发，巩固疗效，改善肺功能，提高患儿的生活质量。目前缓解期治疗的主要药物有两种：激素吸入和孟鲁司特口服，两者的疗效基本一样，副作用也较小，可在医生的指导下选择其中一种应用，如果应用后哮喘发作次数不能减少，则应加量或联合应用。

（二）中医治疗

中医认为引起哮喘的原因有两个方面：一是内因。由于小儿脏腑虚弱，主要为肺、脾、肾三脏亏虚。肺脏亏虚，抵御外邪能力差，皮肤腠理不致密，容易感受外邪；脾虚则运化水液功能失常，容易使水液积滞成痰；肾虚则不能蒸化水液，生成痰液。长期储存于体内的痰液，称之为伏痰，是哮喘的内因。二是外因。气候突然变化，风寒、风热等邪气乘虚而入，侵入肺经，引动储存于肺的伏痰，使痰液阻于气道，而发为哮喘。一般来讲，哮喘病的内因为伏痰，外因为外感，内因通过外因引发症状。

中医将哮喘分为寒性哮喘和热性哮喘，如外感风寒之邪，内伤生冷者或素体阳虚，表现为寒性哮喘；如感受风热之邪，或素体阴虚，或寒痰久伏化热而致者，则为热性哮喘。

1. 辨证用药

（1）寒性哮喘：多见于冬季或哮喘发病的早期，临床特点为咳嗽，哮鸣，呼气延长，气急喘促，痰液清稀、色白多沫，四肢不温，怕寒，面色苍白，或伴鼻塞流涕，口不渴或口渴，喜欢喝热饮，舌苔薄白、湿润。

治宜温肺化痰，止咳平喘。可用小青龙汤或射干麻黄汤，中成药可选用寒喘丸、小青龙汤冲剂。

（2）热性哮喘：多见于体质壮实者，发作时气息短粗，痰黄而黏稠，不易咳出，面色潮红，胸中烦热，口渴喜欢喝冷饮，小便黄，大便干结，舌红、苔黄。治宜清肺化痰，宣肺平喘。可用麻杏石甘汤和葶苈丸或定喘汤，中成药可选用小儿肺热咳喘冲剂。

2. 饮食疗法

（1）白果煲鸡汤：白果 150 克（去壳），嫩鸡肉 300 克，将二者用猪油同炒熟，加入适量水、盐、味精、葱段，文火再煲 30 分钟，即可食用，适用于寒性哮喘。

（2）生姜芥菜汤：鲜芥菜 250 克，洗净切碎，与生姜 10 克，水煎服，每天 2 次，适用于寒性哮喘。

（3）萝卜马蹄汁：白萝卜、马蹄各 50 克去皮捣汁，炖热服，适用于热性哮喘。

（4）麦芽糖豆腐萝卜汤：豆腐 300 克，麦芽糖 100 克，生萝卜汁 1 杯，混合煮沸食用，适用于热性哮喘。

第八节

多　汗

宝宝多汗是非常普遍的现象，有的夏天爱出汗，有的一年四季都汗多，有的一活动就大汗淋漓，还有的一睡觉就汗湿枕巾……那么这些出汗是正常还是不正常？为什么宝宝总爱出汗？宝宝出汗多是不是病？怎么样才能让宝宝少出汗呢？这些问题总是让爸爸妈妈非常担心。

一、 宝宝多汗的原因

汗，是指人体在运动或其他因素下通过皮表毛孔排出的液体。出汗是人体调节体温、保持体表的基本湿润和排泄废物的一种生理功能。当体内热量过多时，体温就会升高，这时体温调节系统就会使身体出汗，通过汗液在体表的蒸发而把多余的热量散失掉，使体温降到恒定值。一个人如果不出汗或出汗过多，都可能导致疾病。所以，发现宝宝出汗多，应该先辨别是正常出汗还是异常出汗。

（一）正常出汗

大多数宝宝多汗属于正常的生理现象，一般都可以找到明显的外部原因或诱因，没有其他症状出现，不属病态，医学上称为生理性多汗。

宝宝正处于生长发育阶段，皮肤十分幼嫩，所含水分较多，毛细血管丰富，生理代谢旺盛，体内产热较多，需要多出汗以散发热量，维持体温恒定。活动时更容易出汗，好活动的孩子出汗多。

婴幼儿神经系统调节功能不健全，出汗主要由自主神经调节，交感神经兴奋，促使汗腺分泌；而小儿自主神经调节功能尚不健全，易兴奋激动，可表现为多汗。天气炎热时或父母不能相应减少宝宝的衣被，往往也是造成宝宝出汗过多的原因。

（二）异常出汗

异常出汗，也称为病理性多汗，是指孩子患有已知的或潜在的疾病而引起的出汗。病理性多汗往往出现在小儿安静状态下，如平卧、睡眠时，也可见大汗淋漓或出汗不止。病理性多汗是疾病的症状之一，除多汗外，往往还有其他症状。

（1）儿童肥胖症：肥胖儿即使动一动或平时走走路也会大汗淋漓。

（2）低血糖：表现为神态不安，面色苍白，出冷汗，甚至大汗淋漓，四肢发冷。

（3）药物性多汗：吃退热药过量，引起大量出汗，甚至虚脱。

（4）急、慢性感染性疾病：如伤寒、败血症、类风湿病、结缔组织病、红斑狼疮或血液病等疾病也常有大量出汗的表现，通常要请医生鉴别。

（5）小儿心肺疾病：如小儿先天性心脏病、肺炎并发心力衰竭的患儿也常常会大量出汗。

（6）小儿缺钙佝偻病：多汗是佝偻病活动期的重要特征表现，通常还伴有夜间哭闹、枕秃、乒乓头、方颅、前囟门增大且闭合延迟等症状。

（7）小儿结核病：患有结核病的宝宝不仅前半夜汗多，后半夜天亮之前也多汗，称为盗汗。同时还伴有食欲欠佳，午后低热或高热，面孔潮红，消瘦等表现，有的还会出现咳嗽、肝脾大、淋巴结肿大等症状。

此外，许多小儿在疾病初愈时往往也出汗较多，可能与自主神经功能失调有一定关系。

二、 儿童多汗的防治

（一）治疗原发病是关键

对于病理性多汗的宝宝，应以原发病为主进行治疗，最重要的是确定多汗的真正病因，以便对症下药。

如有些宝宝出汗多是因缺钙而致，所以应注意宝宝是否缺少户外活动，有没有添加维生素 D 制剂，是否伴有夜啼、夜惊、烦躁、枕秃等症状。若有以上情况应请医生进行诊察，口服鱼肝油和钙粉，多进行晒太阳等户外活动。

又比如，在夏天清晨突然发现宝宝出大汗、面色苍白、精神萎靡、四肢发冷，而且并非因发热引起，应考虑低血糖的可能，须先喂糖水，再立即去医院进一步诊治。

（二）积极的预防调护

（1）引导小儿进行适当的户外活动和体育锻炼，不断增强体质，同时也要避免剧烈运动，出汗过多。

（2）及时用干毛巾擦去汗液，不要用湿冷毛巾，避免宝宝受凉感冒；注意个人卫生，勤给宝宝换洗衣被，保持皮肤清洁。

（3）让宝宝多饮水，补充体液流失。出汗严重的宝宝，如果不及时补水，就有可能脱水。可适量喂宝宝一些淡盐水，以维持体内电解质平衡。

（4）在生活中培养宝宝适应环境的能力，如衣服穿得宽松一些，衣服与被子不可太厚，宝宝的内衣宜选择透气性好、吸水性强的棉质衣料。

（5）改善家庭环境，每天早、中、晚坚持定时通风换气，夏天保持室内温度在28℃以下，湿度40%～60%。

（6）避免刺激，减轻压力，重视教育，不要溺爱，这些不仅对宝宝的心智培养有益，也能加速宝宝神经系统调节功能的健全。

（7）补充微量元素，宝宝长期多汗，会从汗中丢失锌元素，需要有意识地增加含锌丰富的食物，如蛋类、肉类、动物肝脏、豆类和花生等，以满足宝宝生长发育需要的锌元素。

（三）中医治疗

中医认为，排除其他疾病引发，单纯性的多汗是体虚的表现，有自汗、盗汗之分。白天在安静状态下，正常环境中，全身或局部出汗过多，称为自汗，多为气虚或阳虚。气虚多汗以头、颈、胸、背为主，动则尤甚，伴有乏力、精神疲惫等症状；阳虚多汗则表现为汗多伴手足发凉、怕冷等症状。晚上睡着以后全身或局部出汗过多，称为盗汗，多为阴虚，可伴有手足心热、两颧发红、心烦失眠等虚热症状。小儿多汗往往自汗、盗汗并见。

1. 辨证用药

体虚多汗的宝宝可以在医生的指导下，吃些中药汤剂或中成药协助止汗；也可直接服用中成药，如玉屏风颗粒剂、虚汗停颗粒剂、生脉饮口服液等。玉屏风颗粒剂和虚汗停颗粒剂适用于肺卫不固所致的自汗，生脉饮口服液用于气阴亏虚所致的盗汗。

2. 饮食疗法

（1）参芪红枣汤：用太子参15克，炙黄芪15克，红枣6～8颗，煎汤口服，适用于气虚自汗。

（2）枸杞桂圆紫米粥：取紫米 100 克，加水 1 000 毫升，煮沸后加入洗净的枸杞子、桂圆肉各 50 克，煮至黏稠即可，适用于阴虚盗汗。

3. 推拿疗法

（1）用手指点揉患儿多汗点、劳宫、神门、大陵、阳池各 1 分钟。

（2）用手指掐揉患儿中冲、少冲，刺激后松开，反复进行，各穴操作 1 分钟。

（3）用两手沿患儿脊柱两旁由下而上连续地捏拿患儿肌肤，两手交替边捏拿边向上推进，自尾骶部开始，捏拿至枕颈部，反复操作 3 ~ 5 遍。

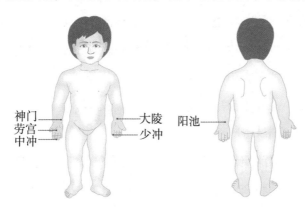

第九节

食欲不振

"食欲"是一种想要进食的生理需求。一旦这种需求低落，甚至消失，对食物无欲望或欲望很低，出现未进食就感觉腹饱的状态，称之为食欲不振。长时期的食欲不振、饮食减少称为厌食，会造成营养物质缺乏，从而影响儿童的正常生长发育。为此，家长应该尽早发现、及时纠正儿童出现的食欲不振。

一、 孩子食欲不振的原因

（一）疾病影响

任何疾病都可能使婴幼儿失去胃口，常见的疾病如急、慢性胃肠炎，感冒，贫血，寄生虫病，缺乏微量元素等，均可引起食欲不振。如果罹患的疾病已经治愈，胃口也就会自然地恢复。

患病时治疗用的药物也会使婴幼儿失去胃口，如所有的抗生素、止痛剂，甚至是阿司匹林，这些药物在治疗疾病的同时，也抑制了食欲。值得强调的是，长期过多服用维生素，尤其是滥用维生素 A 和维生素 D，会使消化液分泌减少、消化酶活性降低而出现食欲不振。

（二）喂养不当

婴幼儿至学龄前期是养成良好饮食习惯的关键期，宝宝容易养成偏食和挑食、进食不专心、用餐时间延长等不良饮食习惯，从而导致进食量减少，进而可能容易引起消化吸收紊乱、营养不良等问题。

（1）辅食添加过晚：不少幼儿在 1 岁甚至 1.5 岁还是以乳类为主食，没有及时培养对其他食物的兴趣，阻碍了幼儿味觉的发展，从而影响了食欲，造成体重减轻，甚至发生贫血及其他营养缺乏症，影响生长发育。

（2）过多摄入甜食：摄入甜食过多会使血糖增高，抑制大脑摄食中枢，感觉饱腹，到了吃饭的时候就会食欲不振。因此，过多摄入甜食会干扰婴幼儿进食的规律性和合理性。

（3）晚饭过量、早饭不吃：部分孩子白天在幼儿园或学校吃得少，晚上回到家里吃得多，出现"晚饭过量、早饭不吃"的现象，这不仅会加重孩子晚间睡眠的负担，还会影响其消化系统、内分泌系统，久而久之，会影响发育。而早饭不吃，容易使孩子白天上课没有精神，注意力不集中，贪睡，影响学习。

（4）孩子长期偏食，尤其是不愿吃绿叶蔬菜、瘦肉、猪肝等，可引起体内各种微量元素的缺乏，从而导致胃口不好。如果锌缺乏，儿童会出现食欲不振。

（三）精神因素

（1）过分溺爱：父母在孩子进食时表现出过分"关心"，餐桌上喋喋不休地劝孩子多吃，把大量的鱼、肉、虾、蟹等不停地夹在孩子的饭碗里，这样会使孩子们产生极大的压力或消极情绪，使孩子无法感受到吃饭是一个愉快的体验，对进食产生厌恶感，因而拒绝进食。

（2）过分恐惧：惊吓或精神刺激会影响儿童的情绪变化，时常出现烦躁不宁、情绪波动，或睡眠不安、多梦惊叫等状况，这些均可导致食欲减退。

（四）环境因素

环境的改变也可引起厌食，如儿童因病住院，因情绪发生变化致使食欲减退等；初入园的孩子由于恐惧心理或学习负担过重，情绪紧张，也会影响食欲。

夏季气候过热，湿度过高，也是影响食欲的原因。由于出汗多、饮水多，胃酸被冲淡，消化液分泌相对减少，导致消化功能降低，食欲降低，多为正常的生理现象，不必过于担心。

二、 食欲不振的防治方法

（一）治疗相关疾病

突然的食欲不振往往是某些疾病的前兆，首先应带孩子到正规医院进行必要的检查，排查胃肠道疾病及全身疾病对消化道的影响，并且明确其病情程度，积极配合医生治疗原发疾病。其次，对于在疾病的治疗过程中出现的食欲不振，在积极治疗相关疾病的同时应注意调理脾胃。当儿童患各种传染病、感冒及吐泻、发热等疾病时更要注意不能过早、过多地进食，尤其是脂肪、蛋白质和糖类含量高的食物，需在疾病恢复中，由医生指导逐渐增加，才能保证胃肠功能的逐渐恢复。

（二）合理喂养

对于儿童的食欲不振，在排除疾病的因素后，合理喂养，培养良好的饮食习惯，给予正确的心理诱导及营造良好的饮食环境，这是防治食欲不振的关键。作为父母最重要的是做到顺应自然、合理喂养。

1. 顺应自然

随季节变换，日月更替，父母应在孩子的饮食、起居上做适当的调整，使孩子体内的阴阳与自然环境始终保持协调平衡，培养良好的饮食习惯，从而提高其对自然环境的适应能力。父母在培养孩子不挑食、不偏食的良好饮食习惯时，要注意引导教育，不要把自己的意向强加给孩子，在饮食上造成过多的压力，食欲不振时少吃一顿并没有大碍，反而为已疲劳的消化腺提供一个休整机会，对儿童消化功能恢复有益。多数孩子饿了自然会产生食欲，自然会吃饭。

2. 合理喂养

合理喂养的要求是：食贵有节；食宜清淡，不可偏食；食宜暖；食宜细缓，不可粗速；食前忌动，食后忌静；胃好恬愉；食贵有时；慎用医药，忌滥用食补。

（1）食贵有节：古人云"若要小儿安，须受三分饥与寒"，在儿童饮食上，既要满足儿童机体生长发育的需要，同时又要适度、适量。

（2）食宜清淡，不可偏食：清淡饮食易于消化，如果长期饮食肥甘厚味，容易影响脾胃运化功能，进而出现食欲不振，甚至厌食；偏食必然会导致营养供给不全面，出现营养失衡，导致疾病的发生，影响儿童的生长发育。

（3）食宜暖：要保护好脾胃，就要在食物上注意保暖，少吃冰冷的食品。

（4）食宜细缓，不可粗速：教育儿童要养成细嚼慢咽的好习惯，细嚼慢咽能更充分发挥唾液作用；狼吞虎咽，易造成胃肠功能紊乱、消化不良，甚至发展成慢性营养障碍性疾病。

（5）食前忌动，食后忌静：饭前剧烈活动会使胃肠因血液缺乏而影响消化；饭后适当活动，缓行散步有助于健康。

（6）胃好恬愉：情绪会影响饮食消化，所以在饭前、饭后父母不要批评或打骂孩子。

（7）食贵有时：定时定量，长期坚持，儿童会在一定的时间产生饥饿感，胃肠内会产生大量的消化液，致使食欲较强，并且食物容易被消化。

（8）慎用医药、忌滥用食补：儿童生病时要在医生的指导下用药，能用天然药物就不用化学药物；能用物理治疗，就不用药物治疗；更不要一味求疗效，给孩子吃各种各样的药。食物进补更应慎重，现今儿童体质偏虚的少，偏实的多，一味进补，常适得其反。

（三）中医调养

1. 饮食疗法

（1）山楂汤：山楂 50 克，白糖 20 克（可依自己口味酌量增加）。用水清洗山楂，水煮至山楂烂熟，放入白糖，饮其汤。山楂能促进胃液分泌，帮助消化，开胃消食，特别对消肉食积滞作用更好。除制作山楂汤外，亦可选用市售山楂片、山楂颗粒给孩子适量食用。

（2）薏米山药粥：薏苡仁 10 克，山药 10 克（鲜山药 50 克），大米100 克。将原材料放入砂锅中，加入适量清水，先用武火煮滚，后改用文火熬至成粥。该粥具有健脾渗湿、滋补肺肾的功效，适用于消化不良性腹泻、大便溏泄、全身无力、心悸气短等症状者食用。

（3）鸡内金饼：鸡内金 10 克，红枣 30 克，白术 10 克，干姜 1 克，面粉 500 克，白糖 100 克。将鸡内金、红枣、白术、干姜同入锅内，加水用文火煮 30 分钟，去渣留汁备用。将药汁倒入面粉，加白糖、酵母发面，揉成面团，待发酵后，加碱适量，做成饼。将饼置于蒸笼上，武火蒸 15

分钟后即成。该饼可以消食化积，健脾益胃。

2. 推拿疗法

（1）按摩腹部：将掌心紧贴患儿腹部，适当用力做顺时针方向的环形摩擦运动 0.5 ~ 1 分钟。腹部按摩可以促进胃肠蠕动，消除胀气，帮助消化。

（2）按揉、艾灸足三里：每天用拇指或中指按揉患儿足三里，每次左、右穴各按揉 5 ~ 10 分钟，每分钟按揉 15 ~ 20 次，注意每次按揉要使足三里有针刺一样的酸胀、发热的感觉。也可用艾条灸足三里，每周艾灸足三里 1 ~ 2 次，每次灸 15 ~ 20 分钟，以使局部皮肤发红，不烧伤局部皮肤为度。坚持 2 ~ 3 个月，就会使小儿胃肠功能得到改善。

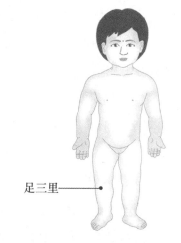

足三里

（四）常用药物

在医生的指导下中药可选用健胃消食片、保和丸、王氏保赤丸等。西药可选用胃蛋白酶合剂、乳酶生、多酶片等。

第十节

呕　吐

呕吐是小儿常见的症状，见于不同年龄的多种疾病。呕吐是由于食管、胃或肠道呈逆蠕动，并伴有腹肌强力痉挛性收缩，迫使食管或胃内容物从口、鼻腔涌出的一种症状。

呕吐也是人体的一种本能防御机制，可将食入的对人体有害的物质排出，从而起到保护作用。但孩子长期反复呕吐可导致气血不足、营养不良。严重呕吐甚至使小儿呈呼吸暂停的窒息状态。虽然大多数孩子不需要治疗也会很快止吐，但作为家长，会担心孩子身体，并希望尽可能地了解关于呕吐的相关知识，以便在孩子呕吐时，知道如何处理。

一、 小儿呕吐的病因

一些疾病会引起呕吐，若出现以下情况时，家长应当马上带孩子去医院就医，以免延误病情。

（一）消化道疾病

（1）先天性巨结肠：呕吐伴有腹胀，长期食欲不振，顽固性便秘，经灌肠排粪后缓解，1~2天后上述症状又出现，触摸腹部后常出现肠型。

（2）肠梗阻：可出现腹痛，呕吐，肛门停止排便、排气等消化道梗阻症状。

（3）肠套叠：6个月到1岁儿童多见，发病较急，喷射性呕吐，腹痛，哭闹或嗜睡，腹部可摸得到条索状肿块，有血性黏液便。

（4）嵌顿疝：即疝气，呕吐的同时伴有腹痛、哭闹，局部可触及包块，腹软，还纳复位后立即消失。

（5）消化道感染：如肠炎、胃炎等可呈反射性呕吐，常伴有腹痛、恶心、腹泻、腹胀、发热等。

（二）神经系统疾病

神经系统疾病，如化脓性脑膜炎、硬脑膜下积液或血肿、脑积水等，会出现喷射性呕吐，伴有嗜睡、昏迷、抽搐等。

（三）各种中毒

毒物对胃肠道局部刺激及作用于中枢神经系统而致呕吐。有不洁饮食史，多为剧烈地呕吐、腹泻，同时伴有中上腹部疼痛。

二、 不要把"溢奶"当呕吐

年轻的父母往往会把宝宝"溢奶"当作呕吐，这种认识是不正确的。溢奶是指食道或胃中的东西不自主地流出嘴巴外，尤其容易发生在打嗝、排气时，或是宝宝手舞足蹈的时候。大部分未满 1 岁的正常婴儿，都会有轻微的溢奶现象，这是因为贲门松弛，生理性的食道下括约肌控制不好的原因，加上喂奶方法不当（喂奶时有气体吸入胃内），使得喂奶后少量奶汁容易从胃逆流而上，倒流口腔。一般来说，改进喂奶方法或随年龄增长溢奶现象可以得到纠正或自愈。

三、 孩子呕吐时的处理方法

（一）小儿呕吐的护理

孩子呕吐时，家长不要慌张，将一些细节处理妥当是可以及时改善孩子呕吐的状态。细心的家长，看看平时是否注意了以下几方面。

（1）呕吐时，要让孩子坐起，把头侧向一边，以免呕吐物呛入气管。

（2）呕吐后要用温开水漱口，清洁口腔，去除异味。婴儿可通过勤喂水来清洁口腔。

（3）勤喂水，少量多饮，保证水分供应，以防失水过多，发生脱水。水温应冬季偏热，夏季偏凉，温水易引起呕吐。

（4）注意饮食，不要吃得太多，尽量少食多餐。不要吃油腻酸辣食品，以免刺激胃肠。呕吐后应先食用流食、半流食（如米粥或面条），逐渐过渡到普通饮食。

（5）注意观察呕吐情况，呕吐与饮食及咳嗽的关系，呕吐次数，吐出的胃内容物等。

（6）尽量卧床休息，不要经常变动体位，否则容易再次引起呕吐。

（二）中医治疗

呕吐发生的原因有多种，中医认为小儿发生呕吐主要与其脾胃有关。

常见原因与中医治疗方法如下。

1. 辨证用药

（1）乳食积滞型：如喂奶或者进食过量，有的孩子喜欢吃一些油腻食物、生冷瓜果及难以消化的食物，导致乳食积滞胃中，从而引发呕吐。

乳食积滞型的患儿表现为吐出物多，呈酸臭味乳块或不消化食物，不思饮食，往往伴有口臭、腹胀、便秘或大便酸臭等，舌苔也较厚。治疗宜和胃消食导滞，可选用保和丸加减。

（2）胃有积热型：哺乳期的妈妈喜好吃油煎、辛辣食物，乳汁则蕴热，小儿吸吮母乳后而致积热于胃；较大的孩子过食辛热食物，如油炸、辛辣食物，或感受夏秋湿热，蕴于中焦，这样就会导致脾胃升降失调，容易发生胃气上逆而发生呕吐。

胃有积热型的患儿表现为食入即吐，呕吐物多酸臭，多伴有口渴，饮水较多，身热烦躁，口唇干，面色红，大便秘结，小便黄，舌质较红，舌苔黄厚。治疗宜清热和胃，可选用清胃散加减。

（3）脾胃虚寒型：哺乳期的妈妈平时喜食寒凉生冷之品，导致乳汁寒薄，给孩子喂乳，使小儿脾胃受寒。有些孩子体质较弱，比如早产儿或有病反复不愈的孩子，更易出现脾胃虚寒。另外，小儿过食生冷饮食或瓜果，会因冷生寒；或生病的孩子服用一些"苦寒攻伐"的药物；或感受风寒等均可出现脾胃虚寒。脾胃虚寒，会出现脾胃的运化功能失常，寒邪上逆，发为呕吐。

脾胃虚寒型的患儿表现为发病较缓，病程较长，食久方吐；或朝食暮吐，吐出物为清稀痰水；或为不消化残余乳食，不酸不臭；时作时止，面色㿠白，精神疲倦，四肢欠温。治疗宜温中散寒，可选用黄芪建中汤加减，也可选用小儿香橘丸或附子理中丸等中成药。

2. 饮食疗法

（1）将 100 克山楂洗净去核，切碎，浓煎成汁，加入白糖 25 克搅拌均匀。每次 50 毫升，每天 3 次，连服 3 天，适用于乳食积滞型呕吐。

（2）鸡内金 2 个，面粉 100 克，盐、芝麻适量。将鸡内金洗净，晒干后用文火焙干，研成细末，与面粉、芝麻、盐一起和成面，擀成薄饼，烤熟。每次 2 张，每天 1 次，连服 3 天，适用于乳食积滞型呕吐。

（3）先将 10~15 克枇杷叶（鲜者 30~60 克）用布包扎与 60 克鲜芦根（洗净切段）同煎汁，去渣，再与 100 克粳米煮粥，粥成后入冰糖，煮片刻即可，该粥适用于胃有积热型呕吐。

（4）将 1 克砂仁、20 粒胡椒研磨后用布包扎包待用。先煮 50 克粳米，煮沸后再放入药包，加盐适量，待粥烂后去药包。每天 1 次，晨起空腹食之，连服 20 天，适用于脾胃虚寒型呕吐。

第十一节

腹　胀

常常可以看到年轻的爸爸或妈妈抱着小宝宝来看医生，一边敲敲宝宝的小肚子，一边焦急地问道："医生，我的孩子常常腹胀，敲敲肚子会有'咚咚'的声音，有什么办法可以改善吗？"或是问："为什么我家宝宝肚子这么胀，有没有什么毛病呀？"

不会讲话只会哭的小宝宝会被胀气导致的肚子疼折磨得很难受，如何化解宝宝的胀气腹痛，是年轻的爸爸妈妈们需要认真学习的课程。

一、宝宝腹胀的原因

腹胀即腹部膨胀，可由肠腔、腹腔内积气、积液，腹内巨大肿物或腹肌无力引起，小儿腹胀多以气胀最多见。新生儿，尤其是早产儿，在喂奶后常可见到轻度或较明显的腹部隆起，有时还有溢乳，但宝宝安静，腹部柔软，摸不到肿块，排便正常，生长发育良好，这是通常所说的"生理性腹胀"，是由新生儿腹壁肌肉薄，张力低下，且消化道产气较多所致。

（一）食物惹的祸

母乳喂养的话，妈妈要检查一下自己的进食，应以清淡饮食为主，避免吃豆类、花椰菜及辛辣油腻的食物。这些食物可能通过母乳刺激宝宝的胃肠，引起消化不良和腹胀。

配方奶粉喂养时，奶粉选择要特别注意，应选择不含乳糖的、不含豆质的或低致敏性的配方奶粉，以减少宝宝腹胀的发生。

某些辅食也可能导致宝宝嗝气、腹胀，比如谷物粗粮（玉米羹、栗子泥等）、蔬菜（豌豆泥、黄豆泥）等，这些食物含有可导致大肠胀气的纤维。而苹果、梨、杏等含有高浓度糖分，如果将它们做成纯果汁给宝宝食用，也会因为糖分发酵导致腹胀。

（二）喂养方式不当

母乳喂养正确的姿势是让孩子的脸正对乳房（而不是呈某种角度），以保证他的嘴将乳头和乳晕全都含住。使用奶瓶喂养的宝宝更容易吸入过量的空气，可以试着将宝宝的头摆放成45°的位置，并相应地使奶瓶保持倾斜，从而使奶嘴总是充满奶水。如果宝宝的吞咽能力比较好，也可以适当地控制奶嘴吸孔的大小，避免过大，以减少喝奶的同时吸入大量的空气。

（三）哭闹的恶性循环

宝宝在哭泣的时候会吞进大量的空气，这样会造成一个恶性循环：一旦宝宝开始哭闹，往往会因吸入大量空气而腹胀，而腹胀又会进而导致身体的不舒服，以至于令宝宝更加哭闹不停。

由于小宝宝还不会用语言表达感觉，所以若是发现他们有打饱嗝、腹泻、矢气等现象，大哭大闹且食欲差，又有肚子鼓鼓的情况时，就有可能是胀气了，父母应多观察、多留意。

中医认为小儿较之成人脾胃功能较弱，消化食物的能力低下，再加上喂养方法不当，饮食失调，或外感时邪，就容易使脾胃功能受损，出现乳食积滞，导致腹胀的发生，表现为不欲饮食、食后不消化、腹部胀满等消化不良症状。

二、 宝宝发生腹胀怎么处理

（一）分析腹胀原因

许多原因都会造成宝宝腹部胀气，其中大多数都属于正常的情形。家长如果发现宝宝出现腹胀，请不要着急，可以先按以下方法，首先分析腹胀发生的原因，以便采用相应对策。

（1）宝宝几天不大便后出现腹胀，哭闹，伴有恶心呕吐者，可能是由于胎粪内积引起。用 60 毫升沸水浸泡 3 克番泻叶 5 分钟，给宝宝服 10～15 毫升，排出胎粪后腹胀便可消失，腹胀消失后即停药。

（2）腹胀时胀时消，食乳后腹胀明显，无呕吐或偶伴呕吐，矢气后腹胀减轻，按摸腹部没有摸到粪样物，乳食正常，没有日渐消瘦的症状，可能是由于喂养方法不当，宝宝吮乳时吸入空气较多，引起腹胀。应该改进哺乳方法，不要给宝宝吮安慰乳头；每次哺乳后，抱起宝宝，轻轻拍打其背部。

（3）如果宝宝腹胀伴经常性呕吐，黄疸，发烧，排白色大便、血便或柏油样大便，肚子有压痛或有绷紧感，腹部肿块，出现呼吸急促等症状，则提示严重的疾病出现，如腹部肿瘤、腹部实质器官（如肝、脾、肾）肿大、腹水等。此时的腹胀往往严重而顽固，全身病情危重，必须立刻送医院做进一步检查。

（二）学会正确的护理方法

（1）尽量不要让宝宝哭泣。当宝宝哭的时候很容易胀气。遇到这种情况，爸爸妈妈应该多给予其安慰，或是拥抱他，通过调整他的情绪来避免胀气的加重。

（2）不要让宝宝饿得太久后才喂奶。宝宝饿的时间太长，吸吮时就会过于急促而吞入大量的空气。所以要按时给宝宝喂奶，并且在喂食后促使宝宝适当排气。喂奶时，应当注意让奶水充满奶瓶嘴的前端，不要有斜面，以免让宝宝吸入空气。

（3）多给腹胀的宝宝进行腹部按摩，这样有助于肠胃蠕动和气体排出，以改善消化情况。腹胀哭闹不止者，除可按摩婴儿腹部外，还可用祛风油少许涂擦婴儿肚脐周围。

（4）哺乳期的孩子易出现腹胀，妈妈应少食红薯、玉米、豌豆等产气较多的食物。断奶的孩子出现腹胀应暂时停止食用容易在消化道内发酵并产生气体的食物，如红薯、苹果、甜瓜等。

（三）中医调养

1. 饮食疗法

（1）乳食内积型：宝宝多表现为口中有乳酸味，不欲吮乳，或呕吐酸馊乳食，腹部胀满，按压腹部有不舒服或疼痛感，烦躁哭闹，大便臭秽或呈稀糊状，舌苔黄厚腻。可选用山楂粥或焦三仙散。

1）山楂粥：鲜山楂切片，炒至棕黄色，每次取 10～15 克，加温水浸泡片刻，煎取浓汁 150 毫升，再加水 300 毫升，加入粳米 50 克，白糖适量，煮至稠粥即可服食。

2）焦三仙散：焦麦芽 30 克，焦山楂 10 克，焦神曲 10 克，三者焙干，研成细末，每次服 3 克，每天 3 次，连服 1 周。

（2）脾虚夹积型：宝宝多表现为面色萎黄，困倦无力，不思乳食，腹部胀满，喜欢家长揉肚子，大便稀水或稀糊状，可夹有食物残渣，或兼见呕吐，夜卧不安，唇舌色淡，苔白厚腻。可选用枣肉鸡内金饼或鲫鱼姜椒汤。

1）枣肉鸡内金饼：红枣肉 250 克，生姜 30 克，生鸡内金 50～60 克，面粉 500 克，白糖适量。先将生姜煎汤取汁待用，将红枣肉捣烂，生鸡内金焙干研细末，此二者、姜汁共和入面，做成小饼，烘熟。每次食 2～3 个，每天 2～3 次，连食 1 周。

2）鲫鱼姜椒汤：鲫鱼 1 条，生姜 30 克，胡椒 1 克。鲫鱼剖洗干净，姜切片与胡椒一同放入鱼肚内，加适量水炖熟，加少许盐，饮汤食鱼。每天 1 次，连食 1 周。

（四）常用药物

西药常用的有多潘立酮（吗丁啉）、乳酸菌素颗粒、乳酸菌素片、妈咪爱等。多潘立酮可促进胃蠕动，减轻腹胀；其余几种有助于消化，减轻腹胀，但由于是活菌制剂，切记不能用热水送服和与抗生素同服。

中药常用的有枳实消痞丸、保和丸、健胃消食片等。枳实消痞丸能缓解胃痛、胃胀、痞满、嗳气、泛酸、恶心、食欲不佳等症状。保和丸能明显增强胃肠道蠕动，促进肠内容物的推进。健胃消食片有健胃、助消化、促进胃肠动力的作用。

请在医生的指导下选用以上药物。

第十二节

腹　痛

在日常生活中，经常可以看到这样的场景，有的孩子玩着玩着突然会说自己肚子痛，有的痛时用手捂着肚子，或蹲在地上哭叫肚子痛，更有甚者面色苍白，这时通常家长会急急忙忙带着孩子去医院。

肚子痛，又称腹痛，是小儿时期最常见的症状之一。家长对小儿腹痛应予以足够的重视。出现了腹痛不能随便给孩子吃止痛药，这样会掩盖病情。特别是急腹症引起的腹痛，如果处理不及时，可能会造成严重后果。

应学会通过小儿的各种异常表现，来估计引起腹痛的可能原因，及时做出相应处理。

一、 腹痛的分类

腹痛主要分为两大类。第一类为再发性腹痛，此类腹痛占小儿腹痛总数的50%～70%，临床最为多见。再发性腹痛90%是功能性的，无器质性病变。与生长过快导致的钙缺乏，自主神经失调，内脏感觉高度敏感，胃肠动力功能失调。每遇上述病因或诱因又可反复，随年龄增长，发作次数逐渐减少，终至消失。第二类为疾病引起的腹痛，又分为腹部器官的器质性疾病和除此以外其他疾病引起的腹痛，前者如阑尾炎、肠梗阻、肠套叠等，后者如蛔虫病、过敏性紫癜、腹型癫痫等。

二、 孩子腹痛怎么办

（一） 明确诊断

当孩子说腹痛时，家长先观察孩子的状况，如果孩子腹部柔软而不胀，揉腹部时感觉舒服，腹痛不影响游戏、食欲及睡眠，不伴面色改变，可让孩子卧床观察一段时间。同时要注意孩子有无发热、呕吐及腹泻，特别要注意有无血便，出现血便表明症状严重，应立即去医院。还应注意孩子是否高声号叫，如果腹痛持续 4 小时以上，精神状态不好，不想吃饭，走路时不能直立，或双手捧腹或双腿蜷曲则表示腹痛严重，也应立即去医院就诊，以明确诊断，对因治疗。

以下是根据腹痛的部位和伴随症状进行诊断的知识，供父母们参考。

1. 腹痛的部位

通常情况下疼痛所在部位即为病变所在部位，但有一些病变引起的疼痛放射至固定的区域，如急性胆囊炎可放射至右肩胛部和背部、阑尾炎引起的疼痛可由脐周转移至右下腹。

（1）上腹正中痛：多为消化性溃疡、急慢性胃炎、急性胰腺炎、胆道蛔虫症等。

（2）右上腹痛：多为肝炎、胆囊炎、胆石症、肠蛔虫症、胆道蛔虫症。

（3）左上腹痛：多为脾脏创伤等。

（4）脐周围痛：多为肠蛔虫症、肠痉挛、急慢性肠炎、过敏性紫癜等。

（5）右下腹痛：多为急性阑尾炎、肠系膜淋巴结炎、肠结核等。

（6）左下腹痛：多为痢疾、粪便堵塞、乙状结肠扭转等。

2. 腹痛的伴随症状

腹痛伴随发热提示炎症、结缔组织病、恶性肿瘤等；伴呕吐提示食管、胃或胆道疾病；呕吐量多提示有胃肠梗阻；伴腹泻提示肠道炎症、吸收不良、胰腺疾病；伴休克，同时有贫血提示腹腔脏器破裂（如肝或脾破裂），心肌梗死、肺炎也可有腹痛伴休克，应特别警惕；伴尿急、尿频、尿痛、血尿等，表明可能泌尿系感染或结石；伴消化道出血，如为柏油样便或呕血提示消化性溃疡或胃炎等，如为鲜血便或暗红色血便，常提示溃疡性结肠炎、结肠癌、肠结核等。

（二）正确护理方法

在未到达医院、诊断未明确前不可随意给孩子服止痛剂，以免给医生的诊断带来干扰而延误治疗。如果怀疑孩子得了急腹症，如急性消化道穿孔，应暂停进食。消除患儿的恐惧心理，尤其气滞腹痛，患儿应避免情绪激动和精神刺激。腹部疼痛拒按时，不要随意按揉和热敷患儿腹部，以免加重病情，引发危险。如果患儿伴有高热，可用冷敷或冰敷前额，以减轻患儿的不舒适。留意并记录患儿腹痛（或哭闹）开始的时间，腹痛的部位及其转移情况，腹痛时的表现及排便情况等，为医生诊断提供线索。根据病因，给予相应的饮食调护，如食积腹痛，宜控制饮食；虫积腹痛，忌用甜食，适当给以酸味食品；虚寒腹痛，宜甘温之味；实热腹痛，忌油炸、肥腻和辛辣等不容易消化的食物，必要时冷敷或用其他降温方法。

剧烈腹痛者或持续不止者应卧床休息，加强观察，按时查体温、脉搏、血压和排泄物，随时检查腹部体征，并做必要的其他辅助检查，明确诊断，及时处理。寒性腹痛者应温或热服药液；热性腹痛者应冷服药液；腹痛伴呕吐者，药液要少量多次分服。

（三）中医治疗

腹痛应及时到医院查明病因，针对病因进行治疗。如绞窄性肠梗阻、胃肠道穿孔、坏死性胰腺炎、急性阑尾炎等应及时进行手术治疗。

对于功能性腹痛的患儿，可以给予中药治疗和饮食调理。中医认为腹痛一证，牵涉的范围很广。肝、胆、脾、肾、大肠、小肠、膀胱等脏腑器官均居腹内。手足三阴、足少阳、足阳明、冲、任、带等经脉，亦循行腹部，故上述脏腑、经络因外感、内伤所致的气机郁滞，气血运行受阻，或气血虚少，失其濡养，皆能发生腹痛。

1. 辨证用药

（1）腹部中寒型：小儿肌肤娇嫩，在喂养的过程中若调护不当，如衣被单薄，风寒之邪侵入脐腹或饮食生冷，就会导致腹部受寒，胃肠功能的失调而出现功能性腹痛。

腹部中寒型患儿多表现为腹部疼痛，阵阵发作，局部热敷、按摩可缓解，遇寒则疼痛加剧；面色苍白，剧痛则额出冷汗，甚至唇色紫暗，肢冷；或呕吐，腹泻，小便清长。治疗宜温中散寒、理气止痛，可选用养脏散加减。

（2）乳食积滞型：小儿脾胃消化能力较弱，乳食又不知自节，故易伤食。如过食油腻食物，或暴饮暴食，或误食变质不洁之物致饮食阻滞于胃肠，而致腹部胀满疼痛。

乳食积滞型患儿表现为腹胀，腹痛，按之痛剧，打嗝，口气酸臭，不思乳食，矢气，粪便秽臭，或腹痛欲泻，泻后痛减，时有呕吐，吐物酸臭，夜卧不安，时时啼哭。治疗宜消食化滞、行气止痛，可选用保和丸合香砂平胃散加减。

（3）脏腑虚冷型：小儿体质属阳虚，或病后体弱，使脾胃虚寒，脾中阳气不能运展，腹部失于脾阳的温养，气机不畅，而导致腹部绵绵作痛。

脏腑虚冷型患儿表现为腹痛绵绵，时作时止，痛处喜按，得温、得食则缓解，面色苍白，精神疲倦，四肢发凉，饮食较少，或食后作胀，大便较稀。治疗宜温中补虚、缓急止痛，可选用小建中汤合理中汤加减。

2. 饮食疗法

（1）将 5 克生姜捣成细末，加适量水，急火煮片刻，放入适量食醋，趁热饮之，一次喝完，适用于腹部中寒型腹痛。

（2）莱菔子 20 克，加水适量，煎汤，以汤代茶，频频饮之，适用于乳食积滞型腹痛。

（3）将 500 克韭菜，50 克生姜分别洗净，切碎捣烂，用洁净纱布绞取汁液，放入锅中，再将 250 毫升牛奶兑入汁中，文火煮沸，每次趁热服20 毫升，每天 2 次，连服 3 天，适用于脏腑虚冷型腹痛。

3. 推拿疗法

（1）团摩下腹：右手掌心叠放在左手手背上，将左手掌心轻轻放在患儿的下腹部，适当用力做顺时针环形摩动 30 ~ 60 秒，再以逆时针环形摩动 30 ~ 60 秒，以皮肤发热为佳。

（2）推腹中线：右手掌心叠放在左手背上，将左手掌根按在孩子的剑突下，适当用力从剑突下沿腹中线向下推至脐部，反复操作 0.5 ~ 1 分钟。

第十三节

小儿腹泻

几乎每个宝宝都发生过腹泻，尤其是在婴幼儿时期。在宝宝成长的路上，腹泻是最常见的疾病之一。因此，为了宝宝健康长大，父母对宝宝腹泻的防治及护理应该多多了解。

小儿腹泻，是由多因素引起的以大便次数增多和大便性状改变为特点的疾病。起病可缓可急，轻症仅有食欲不振，偶有呕吐，大便次数增多及大便较稀等；严重者大便次数一天要达十余次，甚至几十次，大便可呈水样、糊状、蛋花汤样或黏液状，有的可解脓血便，同时伴有脱水症状，甚至还会出现高热、昏迷、抽风等。如果长期腹泻，会出现多种并发症，如消化道以外的感染、鹅口疮、多种维生素缺乏症等，对宝宝健康的影响较大。

一、 为何宝宝容易发生腹泻

小儿生长发育迅速，身体需要的营养及热能较多。然而，消化器官却未完全发育成熟，分泌的消化酶较少，消化能力较弱，容易发生腹泻。

现代医学认为小儿腹泻分为感染性腹泻和非感染性腹泻两类。

（一）感染性腹泻

感染性腹泻主要由病毒、细菌、真菌及寄生虫引起，以前两者多见，尤其是病毒。致病的微生物随污染的饮食或水进入消化道，也可通过污染的日用品、玩具或带菌者传播。由轮状病毒引起的腹泻，多发生在秋季，又称为秋季腹泻，以婴幼儿多见。早期多有发热、呕吐、流涕、咳嗽等上呼吸道感染症状。大便次数增多，常在每天 10 次以上，量多，色淡质稀薄，呈蛋花汤或米汤样，无腥臭味，无脓血，容易发生脱水。细菌感染导致的腹泻主要为大肠杆菌和痢疾杆菌引起，表现为大便次数增多，每天数次至十余次，大便多有泡沫、黏液并呈黄绿色，往往伴有发热、腹胀和呕吐。如果是细菌性痢疾则可见大便次数频繁，但量不多，呈黏液脓血便，臭味较重，严重者可有高热、抽搐等。重症腹泻患儿还可出现尿少、口渴、精神萎靡等脱水症状。

（二）非感染性腹泻

非感染性腹泻常由饮食不当，肠道功能紊乱引起。小儿神经系统功能尚不健全，对胃肠的调节功能差。因此，饮食稍有改变，都会引起腹泻。如喂养不定时、量过多或过少、食物成分不适宜，或者过早喂食大量淀粉或脂肪类食物、突然改变食物品种或断奶；年龄稍大的孩子则因进食过多、过少、过热、过凉等；个别小儿对牛奶或某些食物成分过敏、不耐受（如乳糖缺乏），喂食后可发生腹泻；气候突然变化，腹部受凉使肠蠕动增加，天气过热使消化液分泌减少，均易诱发腹泻。

二、 怎样判断宝宝患了腹泻

（一）根据排便次数

正常宝宝的大便一般每天 1 ~ 2 次，呈黄色条状物。腹泻时即会比正常情况下排便次数增多，轻者 4 ~ 6 次，重者可达 10 次以上，甚至数十次。

（二）根据大便性状

大便多为稀水便、蛋花汤样便，有时是黏液便或脓血便。宝宝同时伴有吐奶、腹胀、发热、烦躁不安、精神不佳等表现。

（三）学会识别脱水症状

宝宝腹泻较重的时候往往会发生脱水症状，家长要学会识别脱水症状，可以根据"二眼、二口、一弹性"进行识别。

（1）二眼：无眼泪、眼窝凹陷。

（2）二口：口渴、口舌干燥。

（3）一弹性：皮肤弹性差，腹壁皮肤捏起后复原慢。

有这些症状时表明孩子脱水严重，需及时补水，防止病情加重。

三、 宝宝腹泻如何防治

如果宝宝出现腹泻，需要前往医院就诊，得到医生的治疗及指导，但作为家长也要了解一些基本的防治知识，这样才能帮助宝宝尽快痊愈。

（一）腹泻的预防

1. 饮食调理

要调整宝宝的饮食，以减轻胃肠道的负担。有些家长千方百计地喂宝宝巧克力、牛奶、鸡蛋等高脂肪、高蛋白的食物，想以此来弥补宝宝腹泻造成的损失，殊不知这样做反而会加重胃肠的负担，使腹泻长时间不愈。此时宜给宝宝吃些易消化的食物，使胃肠功能得以恢复，以加快疾病的痊愈。饮食以清淡、细软或易消化食物为宜，如米粥、面条和发糕等，且要少食多餐。煮粥时可加薏苡仁、山药，以健脾护胃，利水止泻。

对于还没有断奶的宝宝，母乳喂养是预防腹泻的一个好办法。因为母乳中含有丰富的消化酶和抗体。如果孩子到断奶的年龄，父母也要注意，不要在宝宝生病的时候尤其发生腹泻的时候断奶。

2. 注意腹部保暖

小儿腹部容易受寒，而患有腹泻的宝宝，肠蠕动本已增快，如腹部再受凉则肠蠕动更快，从而加重病情。因此，要注意宝宝腹部的保暖。

3. 保护好患儿的臀部

由于患儿排便次数增多，肛门周围的皮肤及黏膜必定有不同程度的损伤，家长在护理中要特别注意肛门部位。排便后应用细软的卫生纸轻擦，或用细软的纱布蘸水轻洗并擦干，然后可涂些油脂类的药膏，以防红臀，并及时更换尿布，避免粪便尿液浸渍的尿布与皮肤摩擦而发生破溃。对于患儿用过的便具、尿布及被污染过的衣物、床单，都要及时洗涤并进行消毒处理，以免反复使用造成感染或传染给他人。

4. 补液防脱水

如果宝宝腹泻较严重，又比较急，那么其体内的营养物质及水盐丢失就会很严重，容易发生急性的脱水现象。这时，家长就要给宝宝多饮口服补液盐或淡糖盐水以预防脱水，只要小儿想喝就应喂，直到腹泻停止。还要少量、多次饮用米汤、藕粉和苹果汁，这些均可以生津止烦渴，但应避免食用含糖多的食物和饮料。

口服补液盐，是联合国世界卫生组织指定的小儿腹泻治疗时使用的药物，又称糖盐水，含有必要的电解质成分，可以在医院或药店买到。

若情况紧急，也可以给宝宝多喝自制淡糖盐水，可以起到针对小儿腹泻家庭补液防脱水的作用。配方如下：白开水 500 毫升，盐 1.75 克，糖 10 克。口服补液应按小孩年龄于每次腹泻后给予不同的量：2 岁以下 50～100 毫升，2～8 岁 100～200 毫升。

5. 出现危重情况及时就医

小儿腹泻的防治，要在及时看医生前提下进行。早诊断、早治疗是对一切疾病治疗的真理。家长应该注意观察孩子是否出现排泄粪便量极大或者严重呕吐，严重口渴、嘴唇干裂，眼睛凹陷，3 天内没有好转迹象，发热，饮食不正常，不欲吃奶，精神萎靡，昏昏欲睡等情况，一旦发现应立即带孩子去看医生，以免孩子出现严重脱水或休克，发生生命危险。

（二）常用西药

1. 黏膜保护剂

常用药为蒙脱石散，如思密达、必奇等。服这类药物需要注意用法：一是空腹，二要强调与水调和的比例。空腹不是指饭前，而最好在两餐之间；与水调和的比例，务必认真阅读药物说明。这两条做好了，会极大地减轻患儿症状，缩短病程。

2. 微生态制剂

常用药有乳酸菌素颗粒、乳酸菌素片、妈咪爱等，这类药由于是活菌制剂，切记不能用热水送服和与抗生素同服。另外，这类药重在调理，如患儿单纯消化不良或因肠外感染引起的腹泻，症状迁延反复时，可服用，但疗程要长。

3. 抗生素

这类药主要针对细菌性肠炎，品种很多，选药时医生往往根据患儿的临床特点和粪便检查结果，并结合用药史及过敏史等。这类药在临床上的问题比较突出，滥用现象诸多，切忌联合用药、重复应用、不规律用药。因此，非"细菌性"肠炎不需要用抗生素，否则反而会加重病情。

（三）中医治疗

中医认为，小儿腹泻是脾胃功能失调或外感时邪所致。小儿脾胃功能不足，再加上饮食不知节制、喂养不当，或者食物不洁，就会病从口入，犯于脾胃从而发生腹泻。可分为伤食泻、风寒泻、湿热泻和脾虚泻。除有大便不正常外，还可出现许多兼夹症，如发热、呕吐、口渴、流涕、咳嗽、腹痛、厌食、面黄、疲乏无力等。

1. 辨证用药

按照小儿常见的腹泻分型选择服用中药或中成药。

（1）伤食泻：表现为腹胀，腹痛，腹泻后腹痛减轻，粪便酸臭或如坏鸡蛋味，口腔酸臭，或呕吐，不思饮食，夜卧不安，舌苔厚腻或微黄。治疗宜去积消食，选用药物为保和丸或小儿七珍丹。若伴口渴者，可用大黄粉，以助通便。

（2）风寒泻：表现为大便清稀，多泡沫，无明显臭味，腹痛肠鸣，或兼恶寒发热，鼻塞流清涕，舌苔白腻。治疗宜祛寒化湿，方用药物藿香正气散。

（3）湿热泻：表现为大便稀黄而臭，或见少许黏液，腹部时感疼痛，不想吃东西，或伴恶心、干呕，发热或不发热，口渴，小便黄少，舌苔黄腻。治疗宜清热利湿，方用葛根芩连汤，或选用小儿功劳止泻颗粒。

（4）脾虚泻：表现为大便稀如水样，多见进食后腹泻，大便颜色淡，不臭，时轻时重，面色黄，消瘦，舌淡苔白。此类患儿平时体质较弱，容易引起脾胃气虚，运化无力。治疗宜健脾止泻，方用参苓白术散，或选用健儿止泻颗粒。

2. 中药外治

（1）丁桂儿脐贴：适用于小儿泄泻、腹痛的辅助治疗。贴于脐部，每次1贴，24小时换药1次。

（2）吴茱萸散：吴茱萸 3 克，丁香 1.5 克，木香 1.5 克，苍术 3 克，肉桂 3 克，五倍子 10 克。将以上药物共研成细末，混匀后加食醋适量调成糊状，敷于脐部，用胶布或伤湿止痛膏严封固定，每两天换药 1 次。如腹泻严重有脱水症状者，可同时口服补液盐。

3. 艾灸

艾灸治疗小儿腹泻，其作用在于固本培元、健脾化湿、行气止泻，常取腹部经穴为主，如中脘、下脘、神阙、天枢等。

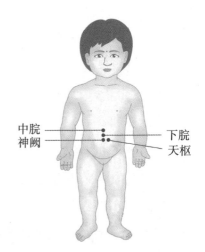

操作方法：取点燃的艾条在离施灸部位 3 厘米处进行熏灸，因小儿肌肤比较娇嫩，为防止烫伤，施灸者可用食指、中指二指分开放在施灸部位两旁，根据自己的手感觉到的温度来调节高度，一般灸至皮肤潮红为宜，每次选 2 个穴位，每天灸 2 次，每次 10 分钟左右。治疗期间，乳食必须定量定时，合理安排，忌食生冷瓜果，忌吹空调。

4. 饮食疗法

以下几种食物不仅能为腹泻宝宝提供必需的营养，而且还有一定的止泻作用。

（1）焦米汤：将大米研磨成粉，炒至焦黄，再加水和适量的糖，煮沸成稀糊状即可。焦米汤易于消化，它的碳化结构还有较好的止泻作用，是婴儿腹泻的首选食品。

（2）胡萝卜汤：将胡萝卜洗净，去茎切开，切成小块，加水煮烂，再用纱布过滤去渣，然后加水成汤（按 500 克胡萝卜加 1 000 毫升水的比例），最后加糖煮沸即可。每天 2～3 次，每次 100～150 毫升，腹泻好转后停用。胡萝卜是碱性食物，所含果胶能使大便成形，吸附肠道致病细菌和毒素，是良好的止泻制菌食物。

（3）苹果泥：取一个新鲜、质地酥软的苹果切成两半，用调匙刮成泥状即可。苹果也是碱性食物，含有果胶和鞣酸，有吸附、收敛、止泻的作用。

第十四节

小儿便秘

虽然宝宝便秘不是大病，但是看着宝宝难受的样子，父母既着急又头痛，常常感到束手无策，真是"拉"不出来的烦恼！由于婴儿膳食种类较局限，常吃的食物中纤维素少而蛋白质成分较高，因此很容易发生便秘。特别是到了秋天，早晚温差大，天气越来越干燥，宝宝体内容易产生火气，小便少，大便干燥。

其实，不光干燥季节，小儿一年四季都易发生便秘。便秘总是与很多宝宝相伴而行，尤其是生活水平大大提高的今天，由于食物越来越精细，便秘的宝宝也越来越多。便秘对儿童身体危害很大，因为粪便中除了含有食物残渣和大量细菌外，还含有机体代谢废物及钙、镁、汞等金属盐类，如果在体内存留时间过长，可产生大量的有害物质。便秘最直接的后果还有肛裂，可引起便后滴鲜血，肛周疼痛。孩子在便后疼痛，就不愿意排便，这样会更加引起便秘，形成恶性循环。便秘严重的孩子还可能引起外痔。此外，慢性便秘的孩子还常伴有食欲不振，因而导致营养不良、精神萎靡、肠道功能紊乱，这样会更加重便秘。因此，父母们一旦发现宝宝有便秘发生，要积极采取有效措施。

一、 小儿便秘的原因

（一）饮食不当

现代研究表明，大便性状与食物成分关系密切，如吃肉太多，吃菜、水果太少，食物中蛋白质含量就会增多，纤维素含量少，而大便的主要成分是纤维素。蛋白质成分多，而碳水化合物含量较少，在肠道中食物的发酵过程微弱，大便多为碱性，容易干；植物纤维素含量太少，结肠内容物少，肠道缺乏刺激，不易产生便意。不少的孩子有偏食的毛病，不喜欢吃含纤维素多的蔬菜及水果，而偏爱吃含纤维素少的鱼、肉，当然容易发生便秘。有的孩子喜欢吃面包、点心等干食，饮水太少，给肠道刺激不足，也易发生便秘。此外，人工喂养的婴幼儿更容易出现便秘，因为牛奶和奶粉中所含酪蛋白及钙比人奶多，在胃酸的作用下容易结成块，不易消化，粪便容易形成不能溶解的钙皂，引起便秘。

（二）起居无规律

有些家长工作忙碌，下班不准时，导致宝宝也不能按时吃饭、睡觉，或该吃饭时睡着了、该睡觉时又饿了，就会造成人体生物钟的紊乱，使脾胃消化功能受影响，致使消化和吸收功能低下而出现便秘。

由于排便过程是受神经系统支配的，宝宝从小就要养成定时排便的良好习惯，每天定时排便，这样粪质在结肠内停留时间短，大便不会太干，容易排出。各种原因造成的不及时排便，都会造成肠壁末梢神经对粪便刺激的敏感程度减低。粪便在直肠停留过久，水分被吸收，变得又干、又硬，即中医所说的燥热内结，必然引起便秘。

（三）精神因素

孩子如受到惊吓等突然刺激，或生活环境及习惯发生改变，往往会使气机郁滞，脾胃肠运化传导功能失常。这类孩子的肛管静息压（安静状态下肛管内各点压力）往往比正常儿童高，排便时肛门括约肌不能放松，反而紧张，有的甚至还存在直肠感觉功能的障碍，这样就会造成暂时的便秘现象。

（四）疾病的影响

营养不良、佝偻病、克汀病、皮肌炎及先天性肌无力等全身慢性疾病也常伴有便秘的症状。这主要是久病之后小儿体质较弱、肠道消化功能相对低下所致，但应注意的是，这时全身的症状会更为突出。此外，局部或全身疾病都可引起便秘，如肛门狭窄、先天性巨结肠等肛肠疾病的主要症状就是便秘，而且尽管经多方治疗及训练也难以纠正。

二、 小儿便秘的防治

（一）合理调配饮食

对小儿便秘的治疗重点不在于用药，应建立合理的饮食结构，多摄入低脂、高纤维、易消化的食物，适当吃水果、蔬菜，加强运动，增强体质，调节神经功能，放松精神。

对以牛奶为主食的新生儿及婴儿，两次喂奶间期可喂水。每次 20～30 毫升，以改变肠道渗透性而起通便作用。已添加辅食的宝宝，可在蒸蛋、面条及汤里加些有润肠作用的香油；也可增加纤维素含量较高的食物，如菜泥、菜末及菜粥。如果上述方法效果不佳，可酌情减少牛奶的量，增加辅助食品，如米粉、麦粉等。

2 岁以上的宝宝，须注意饮食搭配。食物中不吸收的纤维素，具有通便作用。纤维素含量较多的蔬菜和水果有青菜、韭菜、芹菜、山芋、西瓜等，可适当给孩子多吃一些。少吃易引起便秘的食物，如巧克力、马铃薯、干酪等。因进食蛋白质过多引起的便秘，可减少其摄入。

平时应注意纠正宝宝偏食和吃零食的习惯，少让宝宝吃一些油煎及油腻食品，如炸鸡块、薯条、汉堡包等洋快餐。

让宝宝养成喝水的习惯，增加水分的摄入。宝宝年龄越小，体内所需水分的含量比例就越高。宝宝生长发育快，需要的水分明显比成人多，而宝宝肾功能尚不完善，水分消耗也较快。一般情况下每千克体重需水量为：0～1岁为120～160毫升，1～2岁为120～150毫升，2～4岁为110～140毫升，4～6岁为90～100毫升，6～8岁为70～85毫升。

（二）养成良好的排便习惯

每天选择一个较固定的时间让其排便，最容易养成习惯。3个月以上的婴儿即可开始训练，清晨或晚上喂奶后，即让小儿排便，连续按时训练排便，半个月至一个月即可养成习惯，养成后不要随意改动时间。

另外，家长可以训练宝宝（3岁以上）每天对其腹部做旋转按摩运动，以刺激肠蠕动，促使大便排出。

（三）补充肠道有益菌

补充肠道有益菌可以促使孩子排便。一般可服微生态制剂，如培菲康、妈咪爱、合生元、金双歧等，小儿可用散剂，分次服，疗程随便秘改善情况而定。如果停用后又出现便秘，可以再服。

（四）中医治疗

中医认为，小儿饮食不知自节，若喂养不当，如饥饱失常，过食油炸、辛辣食物或生冷饮食等，就会损伤脾胃，出现乳食积滞不消化，日久产生内热，使胃肠的消化功能失常，引起便秘；小儿处于生长发育阶段，但其胃肠道的消化功能比较弱，如果大病、久病之后，长期或过量服用一些药物（如抗生素）后会使肠道正常菌群出现紊乱，进一步减弱胃肠道的消化功能而致便秘。此外，小儿久坐少动，或受到惊吓刺激，或环境和生活习惯突然改变，会导致气机郁滞，脾胃消化功能失常，也会出现大便秘结，功能性便秘多同此有关。

1. 辨证用药

（1）食积便秘：多表现为大便秘结，腹部胀满、不欲饮食，或恶心呕吐，常有手足心热，舌苔黄厚。

治疗可用山楂二丑简易方：焦山楂9克，炒二丑末2.4克，共为末，稍加红糖，开水调成糊状，1次喂服。一般服药后2～3小时即可使患儿排便。也可选用王氏保赤丸。

（2）肠燥便秘：多表现为大便干结，排出困难，甚至秘结不通，或伴发热，口干口臭，或口舌生疮，腹胀或痛等。

治疗可用番泻叶 1~3 克，开水泡服；也可以选用麻仁润脾丸。

（3）气滞便秘：多见于年长儿，或有情志不畅为诱因，或平素活动量少，以大便秘结，欲便不得，腹部胀满，胀痛等肝脾气机郁滞为特点。治疗可选用四磨汤口服液。

（4）气虚便秘：常见于体质较弱，或病后失调的小儿，以大便不干硬，有便意，难以排出，便后疲乏等。治疗可选用补中益气汤或补中益气丸。

2. 外治疗法

（1）贴敷法：将大黄（5~10 克）研为细末，醋调为稀糊状，置伤湿止痛膏中心，分别贴双足心涌泉，10~15 小时后取下，一般用药一次即有效。配合贴肚脐亦可。大黄含蒽醌类化合物，敷贴后通过皮肤吸收，可刺激大肠，增加肠蠕动而促进排便。

或将大黄、冰片按 5∶1 比例研末混合均匀备用。每取适量，置于伤湿止痛膏中央，外敷肚脐处，固定，每天一换，连续敷贴 3~5 天，可清热导滞。

（2）通便法：还可根据儿童年龄及发育能力，选择以下几种方法。

1）将肥皂切成粗细适中的细条，将一头捻细用水润滑后慢慢插入肛门进行通便。

2）用小指戴橡皮手套蘸少量液状石蜡或凡士林，插入肛门通便。

3）用开塞露进行通便，小儿便秘 3 天未排便或粪块嵌塞时，可用开塞露 5~10 毫升注入小儿肛门内，刺激直肠引起排便。

由于小儿生理原因，不宜用通便灵及果导片等进行通便，一般情况下不宜进行灌肠，更不宜让儿童强行排便，以免造成肛裂。

3. 饮食疗法

（1）莱菔子炒黄研末，装瓶备用，每次 5~10 克，每晚用温开水

（或蜂蜜水）送服，用于食积便秘。

（2）蒲公英鲜品 60～90 克，加水煎至 50～100 毫升，每天 1 剂顿服，年龄小者可分服，可加白糖或蜂蜜以调味，用于小儿热性便秘。

（3）当归、知母、木香、泽泻各 10 克，槟榔、炒大黄各 6 克，加水浸泡 20 分钟，武火煎沸，再文火煎 15 分钟，1 剂药煎熬 2 次，将 2 次药汁混匀后分 5～6 次服，每天 1 剂。可行气开郁，润肠通便，用于小儿习惯性便秘。

4. 推拿疗法

对于 2 天以上未排便的孩子，家长可定时用手掌从上腹部开始按顺时针方向轻轻按摩腹部，每天 2～3 次，每次 5 分钟左右，以促进肠蠕动。同时适当地增加孩子的运动量，亦可促使肠蠕动，帮助排便。

第十五节

积　滞

年轻的妈妈常常发愁：我家小宝宝又不吃饭了！没吃什么东西，小肚子还胀胀的，晚上喜欢趴着睡觉，有时候还特别爱哭爱闹，便便很臭，好像还有不消化的食物。这是怎么了？前两天还特别能吃呀！出现这种情况，您的小宝宝可能积食了，医学上称为"积滞"。

积滞又叫积食、伤食、宿食，是中医的一个病名，是指因饮食不当，影响到小儿的消化功能，使食物停滞胃肠所形成的一种胃肠道疾患。积食的孩子往往会出现食欲不振、厌食、口臭、肚子胀、胃部不适、睡眠不安和手脚心发热等症状，甚至引起发烧。

一、 为什么小儿容易出现积滞

小儿肠胃发育还没有完全，一是容易受到环境变化的影响，二是容易被饮食所伤害，不仅容易发病，而且病情转变迅速，不易掌握。中医说小儿"脾常不足"就是这个道理。幼儿还不具备自我控制的能力，只要见到喜欢吃的东西就会停不住口，尤其是逢年过节，面对美味佳肴，更是管不住自己的小嘴，此时小肚子常常吃得鼓了起来。

中医认为，小儿乳食不知自节，或喂养不当，进食过多或过食肥腻生冷不消化食物，皆可损伤脾胃。脾胃负责消化吸收功能，若脾胃受伤，引起乳食停滞，积而不消，而成积滞。病后体虚，脾胃虚弱，也可导致乳食不化，形成积滞。故积滞可分为乳食积滞、脾虚夹滞两个证型。

二、 小儿积滞的临床表现

怎么判断宝宝是否积滞了呢？如果宝宝有以下症状，那就可能是积滞了：宝宝在睡眠中身子不停翻动，有时还会咬咬牙；最近大开的胃口减小了，食欲明显不振；常说自己肚子胀，肚子疼；鼻梁两侧发青，舌苔白且厚，呼出的口气中有酸腐味。

总的说来，积滞会出现恶心、呕吐、食欲不振、厌食、腹胀、腹痛、口臭、手足发热、皮色发黄、精神萎靡等症状。

三、 小儿积滞的预防

积滞大多是由不科学的饮食引起的，只要家长留心，是可以预防的。俗话说："要想小儿安，常带三分饥和寒。"意思是说要想孩子不生病，就不要给孩子吃得太饱、穿得太多。无论是哪一种食物再有营养也不能吃得太多，否则不但不能带来健康，反而会给宝宝的身体带来不同程度的损害。防止积滞出现，需要做到以下几个方面。

（一）调整饮食结构

平日让孩子多吃些易消化、易吸收的食物，不要一味地增加高热量高脂肪的食物；多吃蔬菜、水果，少吃肉，适当增加米面等主食；高蛋白饮食适量即可，以免增加肠胃负担。

（二）三餐定量

给孩子安排的一日三餐要定时定量，不能饥一顿饱一顿；肠胃和人一样，该休息时休息，该工作时工作，否则会打乱胃肠道生物钟，影响消化功能正常运转。

（三）晚上不要吃得太饱

孩子白天活动量大，吃东西能消化，但到了晚上胃肠蠕动变慢，就容易积滞。因此，晚上吃饭别太饱。

（四）睡醒半小时不进食

孩子在白天刚睡醒时，半小时内不要进食，因为胃肠等内脏从低运转恢复至正常需要时间，否则，不利于食物消化和吸收。

四、 小儿积滞的治疗

小儿积滞的现象很常见，有的父母觉得积滞是个小问题，过两天自然就好了，之后对孩子的饮食没有加以注意。其实，积滞不是小问题，它会增加小儿肠、胃、肾脏的负担，还可能给这些脏器带来疾病。所以家长们一定要多加注意，特别是在逢年过节的时候，更不可大意。

（一）常规治疗

（1）胃肠促动力药：多潘立酮（吗丁啉）按说明服用。

（2）消化酶类：多酶片、乳酸菌素片等，按说明服用。

（二）中医治疗

1. 辨证用药

（1）乳食积滞型：不思乳食，脘腹胀满，时有疼痛，嗳腐吞酸，烦躁哭闹，夜卧不宁，手足心热，大便秽臭，舌苔薄白腻，脉滑。治疗可选用消乳丸加减。中成药可选用保和丸，每天 3 次，每次 1 ~ 3 克，开水送服。亦可选用简易方：焦山楂、谷麦芽、焦六曲、鸡内金各 6 克，水煎服。

（2）脾虚夹滞型：面色苍黄，疲倦乏力，不思乳食，腹满喜按，大便溏薄，夜卧不安，舌质淡，苔白腻，脉细滑。治疗可选用健脾丸加减。中成药可选用小儿香橘丹，每天 3 次，每次 1/2 ~ 1 丸，开水送服。亦可选用简易方：白术 10 克，山药 10 克，青皮 6 克，神曲 10 克，水煎服。

2. 饮食疗法

在胃肠功能没有恢复前，要减少饮食。家长们也可以多动动脑筋，做些既好吃又能健胃消食的饭菜，一举两得。下面给大家介绍几种简便易行的小食谱。

（1）糖炒山楂。尤其适合于吃肉过多引起的积滞。做法：取红糖适量（如宝宝有发热的症状，可改用白糖或冰糖），入锅用文火炒化（为防炒焦，可加少量水），加入去核的山楂适量，再炒 5 ~ 6 分钟，闻到酸甜味即可。每顿饭后可让孩子吃一点儿。

（2）山药米粥。适合于小儿积食不消，吃饭不香，体重减轻，面黄肌瘦。做法：取干山药片 100 克，大米或小米 100 克，白糖适量，将米淘洗干净，与山药片一起碾碎，入锅，加水适量，熬成粥。

（3）鸡内金粥：把鸡内金用微波炉烘干，炒焦，研成粉末，加入粥或蛋羹里，每天 2 ~ 3 克就可以了。

3. 推拿疗法

（1）捏脊：宝宝面朝下平卧，家长以两手拇指、食指和中指分别捏其脊柱两侧，随捏随按，由下而上，再从上而下，捏 3 ~ 5 遍，每晚 1 次。

（2）揉中脘：家长用手掌根旋转按揉中脘，每天 2 次。

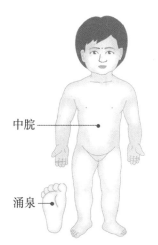

中脘

涌泉

（3）摩涌泉：家长用拇指压按足心涌泉，旋转按摩 30～50 下，每天 2 次。

4. 运动疗法

坚持户外活动，每天出去活动 1～2 小时，晒晒太阳，呼吸新鲜空气；饭后散步 0.5～1 小时，避免一吃完饭就睡觉。因为睡觉的时候，肠胃的蠕动会减弱，胃内的食物便不容易消化，长时间如此会造成积滞。

第十六节

佝偻病

"佝偻病"，猛一听，家长似乎对这个名词很陌生。但是，"缺钙"一词却是大家耳熟能详的。佝偻病就是缺钙吗？佝偻病是指因为维生素 D 缺乏引起体内钙、磷代谢紊乱，而使骨骼钙化不良的一种疾病。3 岁以下的宝宝比较多见。有些家长对这个病不以为意，认为多补点儿钙就没事了。其实不然，佝偻病虽然很少直接危害生命，但因发病缓慢易被忽视，一旦发生明显症状，则会出现全身的骨骼畸形改变，且容易并发肺炎、腹泻，一旦并发肺炎、腹泻，则病情重、病程长、病死率高。那么，如何及时诊断佝偻病呢？

一、 佝偻病的发病原因

看到佝偻病有这么多严重的表现，家长们都不免紧张起来，有的说孩子也经常补钙，怎么还会缺钙呢？其实，孩子患上佝偻病的真正原因并不是缺钙，而是缺少维生素 D。维生素 D 能促进人体对钙、磷的吸收，减少钙、磷从尿中排出，维持血钙和血磷的水平，从而维持牙齿和骨骼的正常生长和发育。

儿童缺乏维生素 D，就容易发生佝偻病。那么，造成维生素 D 缺乏的因素有哪些呢？

（一）缺少直接接触阳光的照射

阳光中并没有维生素 D，但阳光中的紫外线照射人的皮肤后，皮肤内的物质就能合成维生素 D，这是人和动物体内维生素 D 的主要来源。另外，由于城市高层建筑的挡光、环境污染等原因也使孩子照射紫外线机会减少，一般需要 1~2 个小时的户外活动才能获得足够的维生素 D。

（二）食物中维生素 D 的摄入不足

人乳、牛乳及一般食物中维生素 D 的含量都很少，不能满足孩子的生长发育需要，如不能利用照射的紫外线合成维生素 D，又没有服用鱼肝油或强化维生素 D 的辅食，就很容易发生维生素 D 缺乏。

（三）食物中钙磷比例不当

牛奶中尽管含有大量的钙，比母乳中钙含量高得多，但钙、磷比例不如母乳合适，钙经肠道吸收的比例比母乳差，因此，人工喂养的孩子比母乳喂养的孩子容易发生佝偻病。

（四）维生素 D 吸收利用障碍

慢性腹泻，肝胆、肾脏等疾病可影响维生素 D 的吸收和利用。

二、佝偻病的临床表现

佝偻病主要有以下临床表现：

（一）精神症状

该病在宝宝出生后 3 个月左右就可发病，初期表现主要以精神症状为主，如不活泼、爱急躁、睡不安、易惊醒、常多汗。因为多汗，当然就有可能出现枕秃。如果进一步发展，就会出现各种骨骼的变化。

（二）颅骨软化

3～6个月的宝宝在枕骨、顶骨中央处的骨骼，出现类似乒乓球样的弹性感觉，称为"乒乓颅"。

（三）囟门增大

1岁以内宝宝前囟平均为2.5厘米×2.5厘米，如大于3厘米×3厘米为囟门增大。

（四）囟门晚闭

正常情况下，宝宝后囟出生时很小或已闭合，最迟于生后6～8周闭合；前囟在出生后12～18个月闭合，如果18个月后前囟尚未闭合可认为囟门晚闭。

（五）出牙迟缓

一般情况下，宝宝于出生后4～10个月出牙，如果出生10个月后尚未出牙，认为出牙迟缓。

（六）肋外翻

由于肋骨软化受膈肌牵拉内陷，同时因腹肌松弛，腹胀时向外牵拉，日久使肋缘呈外翻状。

（七）肌肉韧带松弛

由于钙、磷代谢障碍而使全身肌肉松软，表现为头项无力，坐、立、行均较正常孩子晚，或形成"蛙腹"，或关节过度伸展。

（八）身体畸形

佝偻病严重的宝宝还可以出现鸡胸，及今后可出现的"O"形腿（罗圈腿）、"X"形腿，脊柱可出现后弯、侧弯等。

三、佝偻病的预防

佝偻病所形成的骨骼变形，一旦形成就可能会留下后遗症，所以，佝偻病重在预防。

佝偻病的预防应采取综合措施，如合理喂养、加强体格锻炼、多晒太阳等。这其中最有效而简单易行的方法则是阳光浴。

适量的紫外线不仅能使皮肤制造维生素 D，帮助小儿对钙、磷的吸收，使骨骼长得结实，而且还可以活跃全身功能，刺激骨髓制造红细胞，防止贫血。同时紫外线还有杀菌消毒作用。每天晒太阳最好的时间是上午 9 点以后，下午 4~5 点以前，每天不少于 2 小时。夏天应在树荫下，避免日光直射。但不要隔着玻璃晒，因为玻璃、烟尘、衣服都能阻挡紫外线，故接受日光照射时，尽量使皮肤更多地暴露在阳光下。

此外，新生儿出生后 15 天开始补充维生素 D 制剂，连续服用至少到 10 个月，逢夏季可暂停服用。常用的有浓缩鱼肝油滴剂，每克含维生素 D 5 000 国际单位，每天 5 滴，每天 1 次，直接滴到小儿口中；胆维丁片，每片含维生素 D_3 1 万国际单位，每周服 1 片。平时要定期体检，发现佝偻病后及时治疗，该病只要治疗合理，预后还是很好的。

四、 佝偻病的治疗

如果宝宝被诊断为佝偻病，应该怎么治疗呢？

（一）补充维生素 D 是关键

首先，要明白治疗佝偻病的关键是补充维生素 D，而不是补钙。

其次，要明白佝偻病要按照不同的情况，采用不同的治疗方案。正常情况下，婴儿期一直到青春期的维生素 D 摄入量为每天 400~800 国际单位，相当于贝特令或伊可新 1 粒，从满月开始就要坚持每天补充。

活动期佝偻病应依据临床表现给予积极治疗，目的在于控制病情活动和防止畸形。轻度：1 次口服或肌内注射维生素 D 20 万~30 万国际单位，间隔 1 个月，可再给 1~2 次，同时给钙剂，每次 0.5~1 克，每天 2~3 次，连服 1~2 个月；中、重度：1 次口服或肌内注射维生素 D 20 万~30 万国际单位，间隔 1 个月，可再给 2~3 次，同时给予钙剂，每次 0.5~1 克，每天 2~3 次，连续 2~3 个月。

恢复期：一般可不用维生素 D，多晒太阳，改善营养即可。但在冬春季节为防止复发可给予维生素 D 20 万 ~ 30 万国际单位，一次口服或肌内注射。

（二）合理补钙

虽然钙剂在预防佝偻病中是次要的因素，但也是必不可少的。也是家长最关心的问题。选择钙片也要综合考虑，包括钙的成分、含量、吸收率、剂型、口味，是否含维生素 D，以及安全和质量等问题。

常见的钙有葡萄糖酸钙、乳酸钙、磷酸钙、碳酸钙等。钙的含量无须太多，要根据宝宝的需要量来选择，不是越多越好，在 100 毫克左右的最为合适。溶解度高的钙，自然吸收率就高。选择宝宝喜欢吃的钙，口味也相当重要。因为钙是每天都要吃的，如果每天像灌药一样给宝宝吃钙，那就太痛苦了。

（三）肢体矫形

3 岁后的佝偻病骨畸形者，多为后遗症，不宜用维生素 D 制剂，重者应考虑矫形疗法，对鸡胸宜采取俯卧位及俯撑或引体向上的活动，加强胸部扩展。治疗轻度"O"形或"X"形腿时可按摩相应肌群，如"O"形腿按摩外侧肌群，"X"形腿按摩内侧肌群，可增强肌张力。游泳活动是最好的矫形方法。重度后遗症或影响生理及体形者，于青年期考虑外科矫形手术。活动性佝偻病儿在治疗期间应限制其坐、立、走等，以免加重脊柱弯曲、"O"形或"X"形畸形。

（四）中医治疗

佝偻病与中医"五迟""五软"相似。中医认为，发病原因是先天禀赋不足，后天喂养失宜，又久居室内，少见阳光，先后天不足，脾肾亏损而致病。肾为先天之本，脾为后天生化之源，肾主骨髓，脾主肌肉，当先天虚亏，后天喂养失宜，不能以母乳喂养，加上日照不足，均可引起气血虚弱，影响脾肾功能，以致骨髓不充，骨质疏松，成骨迟缓，甚至骨骼畸形。

1. 辨证用药

中医辨证，可有脾虚气弱、脾虚肝旺、脾肾亏虚等证，治疗重在调理脾胃，再分别佐以补气、平肝、补肾等。

（1）脾虚气弱型：表现为皮肤苍白，多汗发稀，枕后发秃，肌肉松软，腹部膨大，纳食减少，大便时溏，烦躁不安，夜寐不宁，舌质淡，苔薄白，脉濡细。治疗宜健脾补气，以人参启脾丸加减。中成药可选用屏风散，每天2次，每次3~6克吞服。

（2）脾虚肝旺型：表现为面黄少华，发稀枕秃，夜间盗汗，纳呆食少，囟门迟闭，夜啼不宁，容易受惊吓，甚至出现无热抽搐，舌质淡，苔薄白，脉细弦。治疗宜健脾平肝，以益脾镇惊散加减。中成药可选用逍遥散，每天2~3次，每次3克口服。

（3）脾肾虚亏型：表现为面白多汗，四肢无力，智力不健，语言迟发，牙齿生长过缓，立迟行迟，囟门迟闭，头方肋翻，甚至鸡胸，下肢弯曲，舌质淡少苔，脉细软无力。治疗宜培补脾肾，以补天大造丸加减。中成药可选用六味地黄丸或龙牡壮骨冲剂。六味地黄丸，每天2~3次，每次3克口服。龙牡壮骨冲剂，每天2次，每次1包冲服。

2. 饮食疗法

（1）排骨汤：排骨250克，胡萝卜25克，卷心菜50克，精盐、味精适量，面条50克，猪肝25克。将排骨洗净切块下锅，加清水适量，沸后撇去浮沫，置文火上煮约1小时，然后取出排骨。猪肝洗净剁成泥，胡萝卜、卷心菜洗净切成米粒小丁，将胡萝卜丁、卷心菜丁和猪肝泥入油锅炒至呈牙黄色，加入排骨汤适量烧开，放入面条煮熟，加精盐、味精调味，每天2次，温服。可补肾养血。主治小儿佝偻病，形体瘦弱无力，夜惊多汗，午后身热者。

（2）香菇鸡：香菇250克，母鸡1只，二者洗净后一起用文火烧熟，每隔3~5天服食1次。可补精填髓。主治佝偻病，生长发育迟缓，出现立迟、行迟、齿迟、语迟，倦怠乏力。

3. 推拿疗法

（1）方法一：孩子取仰卧位，家长用掌摩法摩腹，重点在中脘、丹田，时间为 3 分钟；再用拇指指腹端按揉足三里、三阴交各 2 分钟。

（2）方法二：孩子取俯卧位，家长用拇指指腹端按揉双侧脾俞、肾俞、胃俞各 2 分钟；再用指擦法自上而下擦骶椎处 2 分钟，以皮肤透热为度；最后用拇、食指捏脊，自上而下重复 5 遍。

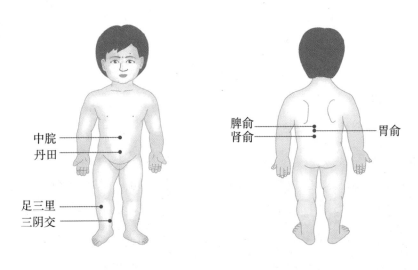

第十七节

营养不良

营养不良是指长期的营养缺乏出现的症状，是由于长期吃的食物过少，或是吃进去的食物不能被充分地消化、吸收，以至于不能维持提供正常人体内所需要的营养物质，出现体内环境的平衡失调，表现出体重下降，生长发育落后，孩子在一段时间内不长身高，皮下脂肪逐渐减少甚至消失，形体消瘦，严重的看起来皮包骨头，肌肉萎缩，没有力气，精神差等症状。营养不良往往造成机体免疫力下降，而容易出现各种感染性疾病，比如每隔一段时间就会出现腹泻、发热、肺炎等。

一、 为什么会营养不良

（一）饮食因素

营养不良的主要原因是父母喂养不当或小儿挑食、偏食。中医认为营养不良属于疳证，主要是由于喂养"太过"和"不及"两个方面造成的。"太过"是指没有良好的饮食习惯，饥饱无规律，过分食用肥腻的食物，过多地吃冷食，导致食积，形成营养不良。简单说，就是虽然吃的多，但是吃得不合理。"不及"大多数发生在婴幼儿时期，孩子不会说话，不能表达要吃的要求，家长又不会喂养，比如婴儿母乳喂养不足，或人工喂养时牛奶或奶粉浓度太低，或以谷物为主食，从而长期造成蛋白质和脂肪不足；或小儿断奶后、或哺乳期间未能及时增加辅食等。

当然，如今家庭条件改善，这种病的病因多为"太过"造成的。这类孩子大多存在偏食和挑食。偏食和挑食会使孩子得不到丰富、均衡的营养，造成营养不良和发育迟缓。

（二）疾病因素

（1）先天性疾病：某些消化道先天畸形（如唇裂、腭裂、先天性肥大性幽门狭窄或贲门松弛等）和严重的先天性心脏病均可致喂养困难，孩子无法进食。

（2）慢性病：孩子体质差，反复发生感冒、消化不良、慢性消耗性疾病（如寄生虫病、长期腹泻、慢性痢疾）等，因为疾病的消耗，会增加机体对营养物质的需要量，作为父母的又不懂得补充必要的营养素。虽然和平常吃的没有太多差别，但是仍然会出现孩子越来越瘦的现象。

（三）不良情绪

孩子情绪不好会影响营养与健康，家长情绪不好也会间接地影响孩子。不良的情绪会导致肠胃功能的紊乱，从而使营养受损。家长应注意，在吃饭前后不要训斥孩子，为进餐创造一个良好的情绪氛围。

二、 营养不良有哪些表现

营养不良常有消瘦型和浮肿型。消瘦型的营养不良表现为个子矮小，消瘦，皮下脂肪消失，看起来皮包骨头，头发色黄而干燥易脱落，没有光泽，没有力气，不爱动，精神差，萎靡不振。浮肿型的营养不良不仅不瘦小干枯，外表看起来还有些"胖"，比如多年前的假奶粉造成的水肿患儿，俗称"大头娃娃"，是由蛋白质严重缺乏引起，出现周身水肿、眼睑和身体低垂部位水肿、皮肤干燥萎缩、没有食欲、肚子大，常有腹泻和水样便。

另外也有混合型营养不良，介于以上两者之间。营养不良可以使儿童免疫力低下，增加各种感染的机会，还可能并发低血糖。出现贫血时，孩子面色苍白，查血常规血色素降低。

儿童营养不良最早出现的症状是体重减轻，消瘦，皮下脂肪减少，皮肤毛发干涩、弹性小，好像老人的皮肤，面色发黄，精神不振，活动减少，肌肉无力，不爱活动。轻度营养不良对孩子的早期身高没有影响，虽然瘦，个子还照样长，但是如果长期营养不良尤其重度营养不良则可使孩子的身高增长迟缓，孩子不但瘦弱，身高还比正常孩子矮。

判断小儿是否存在营养不良，要进行体格测量，就是测量孩子的身高、体重及皮下脂肪厚度。体格测量是评估营养不良最可靠的指标，营养不良患儿常表现为：

（1）体重低下。体重不达标，反映孩子过去或现在有慢性和（或）急性营养不良，单凭此指标不能区分属急性还是慢性营养不良。

（2）生长迟缓。身高比正常孩子矮小，主要反映长期慢性营养不良。

（3）消瘦。孩子皮下脂肪减少，此指标反映近期急性营养不良。

三、 营养不良的防治

（一）营养不良的预防

预防小儿营养不良症，主要是进行科学喂养，纠正不良的生活习惯，改善生活环境，积极治疗原发疾病等。

（1）加强营养指导，鼓励母乳喂养，母乳不足或无母乳者，应补以含优质蛋白的代乳品，以保证摄入足够的热能和优质蛋白质及脂肪，防止单纯以淀粉类食品、炼乳或麦乳精喂养。较大儿童应注意食物成分的正确搭配，适当给予肉、蛋、豆制品，补充足够的蔬菜。按时添加辅食，保证必需的维生素、矿物质和热能。

（2）保证睡眠充足，培养良好的饮食习惯，防止挑食、偏食，不要过多地吃零食。经常带小儿到屋外，利用天然条件，呼吸新鲜空气，多晒太阳，常开展户外活动及体育锻炼，增强体质。

（3）定期检查孩子各项生长发育指标，如身高、体重、乳牙数目等，早期发现小儿在生长发育上的偏离，尽早加以矫治。积极防治疾病、预防传染病，消除病灶，矫治先天畸形等。

（二）中医治疗

中医认为营养不良主要是由于脾胃受到损伤、功能不足，纳食不香，吃进去的食物不能化生为气血。有些孩子一旦饮食过多，超过脾胃所能消化的限度，就会出现合并有食积。所以分为两个类型，一是虚证，即脾胃不足；一是虚中夹实，在脾胃虚弱的基础上合并有食积。

1. 辨证用药

（1）脾胃虚弱型：表现为不想吃饭，吃进去的东西不消化。这种患儿往往会进食什么，拉出来还是什么，大便偏稀，每天3~4次，平常还没有力气，不爱活动，面色黄，头发没有光泽。治疗宜健脾益气，常服用参苓白术散。

（2）脾胃虚夹有食积型：表现出面色黄，外形较瘦小，没精神，不想吃饭，吃一点就饱了，感觉老是肚子胀，大便比较臭，往往夹有不消化的食物。治疗方面既要健脾和胃，恢复脾胃的功能，又要注意消除食积的影响，使用健脾丸口服。也可以吃一些大山楂丸或小儿消食片来帮助消化。

2. 饮食疗法

（1）山楂山药汤：山楂 9 克，山药 15 克，白糖 25 克，三者入锅煎汤代茶饮，每天 1 剂，连服 1 周。本方适用于脾胃虚夹有食积者。

（2）石榴皮汤：取石榴皮 30 克，水煎，加糖适量调匀，代茶饮。

第十八节

儿童肥胖

肥胖是由于能量的摄入超过了消耗，而多余的热量存留于体内，以脂肪的形式储存于组织及内脏器官周围所致。一句话就是说，吃得太多，动得太少。肥胖的量化标准是指体重超过正常体重 20%。儿童肥胖带来的一系列健康问题，会引起糖尿病、高血压、脂肪肝、睡眠呼吸障碍等，肥胖儿童成年以后会引发心血管疾病。全球近 10% 的学龄儿童超重，其中 25% 肥胖，儿童肥胖正在成为严重的公共卫生问题。

研究发现，肥胖儿童的空腹血胰岛素水平明显高于正常儿童，高胰岛素血症的发生率为 46%，长期的肥胖容易导致糖尿病；40% 的肥胖儿童并发了脂代谢异常，这是高血压、冠心病、胆石症、动脉粥样硬化的诱因；将近50%的肥胖儿童已出现了脂肪肝，造成了肝功能的损害；肥胖还会引起心肺功能不全，性发育异常；在心理测试中，肥胖儿童的自我意识受损，自我评价低，不合群，比正常体重的孩子有更多的焦虑，幸福感和满足感差。

一、 引起肥胖的原因

儿童肥胖的原因也和成年人肥胖的原因一样，分为单纯性肥胖和继发性肥胖两种。继发性肥胖指有明确病因的肥胖，仅占所有肥胖的约1%。儿童肥胖的99%以上都属于单纯性肥胖。

（一）脂肪细胞与肥胖

肥胖的主要原因是脂肪细胞数量的增多和脂肪细胞体积的增大。脂肪细胞数量的增加主要是在婴儿期，以后是脂肪细胞体积的增大。当婴儿期过多地摄取食物，尤其是含糖食物，就会刺激体内产生过多的脂肪细胞，脂肪细胞的增多就为以后发展肥胖奠定了基础。一旦以后营养过剩或失调，就会产生肥胖。而成年后，只是脂肪细胞体积的增大，所以，婴儿期肥胖影响更大，以后体重很难减下来，并且可能影响孩子一生的健康。

（二）遗传因素

儿童单纯性肥胖者往往有家族史，父母肥胖，子女有70%～80%肥胖；父母亲中有一个肥胖，子女约有40%～50%肥胖；而父母亲均不肥胖的，则仅有14%。

（三）进食过多、 运动过少

这个原因最重要也最常见。肥胖的孩子往往进食大量的高脂高糖食物，尤其是无限制地吃零食、喝饮料、进食油炸食品及暴饮暴食均可引起肥胖。很多孩子喜欢吃快餐，快餐的能量比较高且缺少膳食纤维，因此长期、频繁食用快餐将会导致孩子体内能量和脂肪摄入的增加，从而造成少儿肥胖率的升高。另外就是体力活动越来越少，静止活动越来越多，如看电视、玩游戏机等，均可使儿童体力活动减少、脂肪增长。肥胖儿童不爱运动，不爱运动又可加速肥胖的发生，造成恶性循环。

（四）社会心理因素

家长对小儿肥胖的错误认识容易造就出一个肥胖的孩子。另外，孩子如果学习压力过重，或是学习成绩不理想，精神长期紧张，就会有意无意地拼命多吃零食，借以缓解精神紧张的状态，长此以往，就会出现肥胖。

二、儿童肥胖的防治

（一）从饮食着手

预防儿童肥胖的重点，在于培养孩子良好的饮食习惯。其中家长起着至关重要的作用，家长不仅要为孩子提供营养全面的饮食和有益的饮食环境，更要有耐心地引导孩子形成良好的饮食习惯。

营养专家把食品分为三类，即"绿灯食品""黄灯食品"和"红灯食品"。"绿灯食品"被认为是安全的、儿童必须保证摄入的食品，其中包括瘦肉、鱼、海产品、鸡蛋（去蛋黄）、脱脂牛奶、豆制品、蔬菜和水果（含糖量低的水果）。"黄灯食品"是指应有控制地摄入的食品，其中包括谷类、薯类、香蕉、葡萄等。"红灯食品"是指应严格限制的食品，其中有肥肉、油炸食品、糖果、甜点、西式快餐、膨化食品和碳酸饮料等。

在维生素和微量元素供给正常的情况下，儿童多吃"绿灯食品"，控制"黄灯食品"，不吃"红灯食品"，那么儿童肥胖是能得到控制的。

（二）治疗肥胖从控制体重开始

对于重度肥胖患儿需进行较长期的正规临床治疗，包括药物治疗、运动治疗、饮食配合和行为治疗等。一般单纯性肥胖儿童往往还未达到严重肥胖程度，因此更倾向于预防。儿童肥胖形成是诸多因素作用的结果，在治疗过程中如果只用单一的方法治疗，结果不尽如人意；而必须从引起肥胖的原因着手，建立健康的生活模式，只有这样，才能保持正常的体重。

1. 限制饮食

对于肥胖患儿，限制饮食可以使摄入的能量低于身体消耗的能量，从而消耗体内积聚的脂肪以达到减肥的目的。

热量控制的一般原则为：幼儿按 60 千卡/（千克·天）（1 千卡 = 4.18×10³ 焦耳），中小学生按肥胖程度给予 80 千卡/（千克·天），超重 100%者应给予 50 千卡/（千克·天），可每周 1 ~ 2 天以菜汤、水果或 1 200 毫升牛奶代替主食。营养成分：蛋白质占 20%、碳水化合物占 55%、脂肪占 25%。多吃杂粮、鱼类、蔬菜和豆制品，其次为家禽和瘦肉类，而马铃薯、山芋、甜食尽量不吃。

重症肥胖患儿可按理想体重的热量减少 30%或更多，饮食以高蛋白、低碳水化合物及低脂肪为宜，动物脂肪不宜超过脂肪总量的 1/3，并供给一般需要量的维生素和矿物质。为满足患儿食欲，消除饥饿感，可进食热量小且体积大的食物，如蔬菜及瓜果等，宜限制进食零食，包括高热量的食物，如巧克力等。但减少食量不能太快，在孩子能接受的情况下进行，循序渐进，长期坚持，才能达到很好的效果。

2. 加强运动

肥胖与缺少运动有一定关系，运动能使能量消耗增多，在控制饮食的基础上辅以运动疗法往往减肥效果更佳。肥胖儿童常因运动时气短，动作笨拙而不愿锻炼，所以开始活动量应少一些，以后逐渐增加运动量，宜采用一些既促进能量消耗，又容易坚持的运动项目，如早晨跑步、散步、踢球等，家长同孩子一起锻炼常能增加孩子的信心。运动还能促进肌肉的发育，保持充沛体力，改变孩子平时少动的习惯。

3. 激发信心

对孩子进行教育，让他自己了解肥胖对身体的危害，使之自觉地控制饮食，参加体育锻炼。要改变孩子因肥胖而产生的孤僻怕羞的心态，主动参加集体活动，定期测量体重，体重下降时要给一定的奖励，激发其信心。

（三）中医治疗

中医认为，发生肥胖的原因主要是在于脾胃。肥胖的孩子脾胃功能大多较好，吃得较多，导致多余的膏脂堆积于体内形成肥胖；还有些是因为脾胃运化能力比较差，吃进的食物变成了痰湿而形成了肥胖。

肥胖患儿可以使用中医疗法进行调理，比如通过药物健脾益胃、和调气血而达阴阳平衡，或辨证采用推拿这种整体与局部相结合的方法治疗。

1. 辨证用药

临床常见的肥胖症大多可归为以下三种类型：脾虚湿阻型、胃热湿阻型和肝郁气滞型。治疗采用健脾、实脾之法，兼顾疏肝理气、补益肝肾。

（1）脾虚湿阻型：表现为容易疲乏、没有力量、肢体困重、吃饭不好，可以服用健脾丸、参苓白术散。

（2）胃热湿阻型：表现为吃得过多，口渴、饮水过多，可以服用三仁汤。

（3）肝郁气滞型：表现在脾气不好，容易急躁，可以服用丹栀逍遥散。

2. 饮食疗法

常用的减肥食品有冬瓜、黄瓜、萝卜、山楂、豆芽、豌豆苗、黑木耳、酸奶、嫩豆腐、莲子、兔肉、麦芽等。肥胖儿童可以适量食用紫菜海带冬瓜皮汤、木耳汤、萝卜汤、雪羹汤，或玉米须粥、黑豆粥、薏苡仁防风粥、丝瓜粥等。以下两种药茶亦可选用。

（1）荷叶减肥茶：荷叶6克，生山楂6克，生薏苡仁15克，橘皮12克，煎汤代茶饮。

（2）枣叶茶：红枣5枚（掰开），番泻叶3克，煎汤代茶饮。

3. 推拿疗法

（1）患儿仰卧，家长坐其右侧，以右手小鱼际逆时针按摩患儿中脘5分钟，力量宜稍重。

（2）家长以右手拇指、中指顺时针揉患儿双侧天枢1~3分钟。

（3）家长以双手的拇指、食指和中指，提拿患儿脐上、脐下部位的肌肉组织，拿起时可加捻压动作，放下时动作应缓慢，反复操作 10～20 次。

（4）家长以中指指腹点揉气海 1 分钟。以双手全掌，沿着患儿升结肠、横结肠、降结肠的方向，交替摩动 10～20 次。

（5）家长按揉孩子足三里、点按丰隆各 1～3 分钟；拿合谷，按揉脾俞、胃俞各 1 分钟。

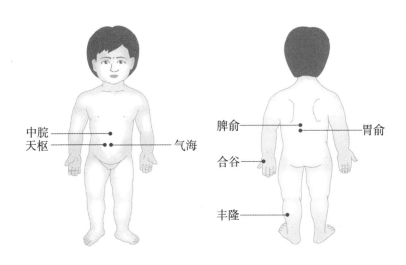

中脘
天枢
气海

脾俞
胃俞
合谷
丰隆

第十九节

小儿癫痫

在生活中，每位家长可能都见到或听说过"羊角风"，也都知道"羊角风"发作时表现为突然跌倒，不省人事，口吐白沫，眼球斜视或上翻，喉中发出怪声，身体过度伸直或肢体反复屈曲，持续十几秒到 1～2 分钟，醒后如常人，对发生的事情一无所知，而且反复发作。"羊角风"也就是医学上的"癫痫"，小儿癫痫是一种儿童时期常见的神经系统疾病。有资料显示：目前我国 0～14 岁小儿癫痫（不含热性惊厥）患病率为 3.45‰（345/10万），发病率为 1.51‰（151/10 万），7 岁以内起病者占癫痫的 82.2%，病程 10 年以上者近 60.0%，这么庞大的数据应足以引起家长的重视。

一、 小儿癫痫的病因

小儿为什么会发生癫痫呢？主要是因为小儿神经系统发育还不健全，大脑皮层受到高热或各种强烈的刺激，容易发生过度兴奋，导致大脑神经异常放电而诱发癫痫发生。以下是最常见的几点原因：

（1）产伤。产伤导致的颅内出血、硬脑膜撕裂伤、脑挫裂伤、硬膜下或硬膜外血肿或积液及外伤后瘢痕等均是婴幼儿癫痫的常见原因。造成产伤的原因有产钳助产、胎头吸引器吸引、头盆不称、胎位异常、胎儿过大、产程过长、初产妇年龄过大、产道紧张等。

（2）孕期宫内异常。羊水吸入胎儿窒息、脐带绕颈、胎盘早剥、前置胎盘、脐带脱垂、剖宫产等，近年来，由此引起的癫痫发病率明显增加。

（3）先天性脑发育异常。脑发育畸形、脑积水、染色体异常等先天疾病；孕期腹部受伤、子宫出血、各种射线、服用损害胎儿药物；各种感染，尤其是风疹、麻疹及弓形体感染等，均可造成大脑发育异常，出生后出现癫痫发作。

（4）遗传代谢病。如苯丙酮尿症、高氨血症、脑脂质沉积症、维生素 B_6 依赖症等。

（5）营养代谢性疾病。低血糖、糖尿病昏迷、维生素 B_6 缺乏、甲状腺功能亢进等均可引起癫痫发作。

（6）神经皮肤综合征。常见的有结节性硬化，神经纤维瘤病和脑三叉血管瘤病等。

（7）遗传因素。有癫痫病家族史者，子女部分有癫痫发作。

（8）各种感染。细菌性脑膜炎、脑脓肿、病毒性脑膜炎或脑炎、结核性脑膜炎或霉菌性脑膜炎、破伤风、脑寄生虫或原虫病等。

（9）中毒性脑病。任何原因引起脑水肿及颅内压增高均可诱发癫痫发作，药物、食物中毒，一氧化碳中毒，有机磷中毒，重金属中毒（汞、铅、砷），缺氧等。

二、 小儿癫痫的临床表现

小儿癫痫发作时的表现形式多种多样，但都具有突发突止和周期性发作的特点。对小儿癫痫症状的认识有助于孩子的早期康复，对孩子的预后影响至关重要。

（一）常见的症状类型

（1）早期症状：在早期的儿童癫痫中，患儿在喂奶及睡眠时头部多汗，引起局部刺激，因而喜欢摇头，摇头时，枕部受到摩擦，日久而致脱发。此外，患儿烦躁不安，睡眠时易惊醒。

（2）大发作：大发作发病率最高，表现为意识突然丧失，两眼上翻，口吐白沫，面色青紫，瞳孔散大，四肢抽搐，抽搐开始为四肢的强直、握拳，然后面部及四肢肌肉呈阵挛性抽动，呼吸急促不整，常有舌咬伤，可伴有大小便失禁，发作持续 1~5 分钟，发作后意识不清或嗜睡，经数小时清醒。

（3）小发作：小发作表现为突然发生和突然中止的短暂意识障碍，不抽动，又称之为"愣神病"。发作时语言中断，活动停止，固定于某一体位，不跌倒，两眼茫然凝视，吃饭时筷子掉在地下，或玩耍时突然咂巴咂巴嘴，没有肌肉抽搐，数秒后意识恢复，继续原来活动，没有发作后嗜睡的。

（4）肌阵挛发作：部分患儿有此种表现，也就是身体某部位肌肉或肢体突然抽动，或屈或伸，没有意识的丧失，这种肌阵挛可发展为全身性大发作。

（5）失张力发作：一些患儿突然发生一过性肌张力丧失，不能维持姿势，发作持续 1～3 秒，可以连续数次。不完全性肌张力丧失可表现为突然低头，如果全身肌张力丧失可出现突然倒下，意识暂时不清，发作后立即清醒，当即站起。

（6）精神运动性发作：表现先为易激惹、恐惧、惊叫或幻听、幻视及幻觉，而后出现意识蒙眬、胡言乱语、不认父母、狂奔乱跑、撕毁衣物，甚则打人咬人，或表现为耸肩晃头、转圈跺脚、伸舌舔唇、咀嚼吞咽等。

（二）小儿癫痫发作的分类

小儿癫痫根据发病时候的症状可分为两大类：

第一类是全身性的发作，发作的时候全身都有症状，最突出的特点是发作时意识是丧失的，同时伴随有各种各样全身性的症状。人们常说的"羊角风"，在全身性发作中叫作"大发作"。前文提及的小发作、肌阵挛发作等都是属于全身性发作，一般老百姓把小发作当成局部性的发作，其实这种说法是错误的。

第二类是局灶性的发作，发作的时候神志不丧失，甚至完全清楚，但同时伴有各种各样躯体的障碍。比如说肢体的抽搐或者出现一种感觉的障碍，如孩子感觉肢体特别疼或者肢体发麻。

（三）预后及影响因素

小儿癫痫的预后与癫痫发作类型、病因、发作频度、治疗是否合理及发病年龄等多种因素有关。

发病年龄越小，缓解率越低，预后越差，尤其在 1 岁内发病者。1～10 岁者，自发缓解率明显高于前者。大发作和小发作的缓解率较高，混合型发作缓解率低。频度越低，预后越好，小发作者例外。原发性癫痫预后及自发缓解率高于继发性癫痫者。病程短、发育正常者预后及缓解率高。

有些患儿抗癫痫药物停服后会复发。这些复发因素包括伴有原发神经系统及智能异常、发病年龄小（尤其 2 岁以内）、停药期间脑电图仍不正常及发病初期病情较重或经多种抗癫痫药物才得以控制的癫痫等。

三、 小儿癫痫的防治

（一） 小儿癫痫的防治原则

1. 明确诊断

家长发现孩子有癫痫类似症状时，应及时就诊，配合医生明确诊断。

2. 尽早治疗

一旦诊断明确，要尽早治疗，一般反复发作 2 次以上可予以抗癫痫药物治疗，但初次发作呈癫痫持续状态或有明显脑损害的患儿应即刻开始规范用药。

3. 遵医嘱用药

严格遵医嘱用药，包括联合用药、更换药物、减停药物方法及服药时间。

4. 注意抗癫痫药物不良反应

定期随访，复查脑电图，检测肝肾功能和血药浓度，熟悉各种药物的不良反应。

5. 预防复发

寻找患儿癫痫的病因和诱发因素，应避免各种诱发因素，如感染、外伤、过度兴奋、睡眠不足、有害的感光刺激等，以减少癫痫复发的概率。

（二） 小儿癫痫的家庭护理

1. 帮助孩子正视疾病

癫痫是一种慢性疾病，病程较长，而且发作的时间常常不可预测，社会上往往对癫痫患者存在某些偏见或歧视，加上躯体的痛苦，严重影响了患儿的身心健康，这些因素往往会引起患儿的不安情绪，表现为紧张、焦虑、恐惧、退缩、孤独或攻击性行为，易冲动、激惹，还常表现为注意力缺陷、学习困难、社会交往异常等，患儿家长往往也有情绪障碍，反过来有可能影响患儿。因此家庭成员应对癫痫有一个正确的认识，应给予患儿充分的关心、帮助、呵护，创造一个和谐、乐观的环境，鼓励患儿敢于正视现实，要认识到癫痫是可治之症，要有勇气去战胜疾病；帮助患儿树立自信、自立、自尊、自强的信念，克服自卑情绪，配合医生的治疗，使疾病早日康复。

2. 合理安排生活

合理安排患儿的生活、学习，生活应有规律，可适当从事一些轻体力劳动，但避免过度劳累、紧张等。按时睡眠，睡眠要充分，保证充分的休息，避免因睡眠不足而诱发癫痫发作。发作不是太频繁者可以参加学校学习，而且可以参加学校的各种活动，可以上体育课，但避免紧张、过劳。不宜让孩子独自在河边、炉旁，或夜间单独外出。

饮食与正常小儿相同，要定时定量，饮食应给予富于营养和容易消化的食物，多食清淡食物、含维生素高的蔬菜和水果，不需额外增加营养，不要食用辛辣、咖啡及海鲜等发物，饮食注意不要过咸、暴饮暴食，一次大量饮水有可能诱发癫痫发作。

3. 正确处理预防接种

预防接种，对绝大多数患儿来说是安全的，但也有极少数人在接种疫苗后会引起神经系统病症。婴儿如癫痫发作频繁，则应推迟接种；7 岁以上小儿，若癫痫未能控制，不再补种百日咳疫苗；若小儿在第一次预防接种后 3 天之内出现惊厥，则不要再次注射加强剂量；若小儿在第一次注射后 7 天之内出现脑病表现时，也不再进行第二次注射。

4. 积极配合治疗

（1）坚持用药：父母要遵医嘱按时按量、准确无误地给患儿用药，防止少服、漏服和多服，不可随意更换药物和增减药物剂量。坚持长时间用药，症状控制后在医生指导下减停药物，药物减量过程也需较长时间，不可短期或突然停止治疗，部分患儿可能须终身用药。

（2）观察病情变化：密切观察病情变化，是为了充分了解癫痫患儿发作特征，如发作的诱因、场所，发作时间、先兆，持续时间等。严密观察癫痫患儿发作时的特点，主要观察是以抽搐为主，还是以意识丧失为主，另外须观察抽搐部位、有无大小便失禁、咬破舌头和外伤等。观察癫痫患儿发作后的表现，如有无头痛、乏力、恶心、呕吐等。对癫痫发作前后及发作时有一个完整的认识，并采取预防性措施，只有这样才能对患儿的损伤降低到最低程度。

（3）处理癫痫发作：癫痫发作开始，应立即将患儿侧卧于床上，防止摔倒、碰伤。解开衣带，头侧立，清除口腔内异物，保持呼吸道通畅，抽搐时不要灌药，防止窒息。防止舌咬伤，可将手帕卷或用一双筷子缠上布条塞入其上下牙之间，若发作之前未能放入，待患儿强直期张口时再放入，阵挛期不要强行放入，以免伤害患儿。抽搐时，不要用力按压患儿肢体，以免造成骨折或扭伤。发作过后若患儿昏睡不醒，尽可能减少搬动，让患儿适当休息。已摔倒在地的患儿，应检查有无外伤，如有外伤，尽量少搬动患儿，待医生到来之后再进行进一步处理。

一次惊厥发作持续 30 分钟以上，或连续多次发作，发作间歇期意识不能恢复且持续 30 分钟以上，称为癫痫持续状态，是儿科神经系统常见的急症之一，若处理不当或不及时，会有生命危险，即使积极抢救，病死率仍达 3.6%，存活者亦可因惊厥性脑损伤而致永久性神经后遗症（如脑萎缩、难控制的癫痫、智力落后、瘫痪等）。父母一旦发现患儿出现癫痫持续状态，除采取上述护理措施外，要保持安静，避免刺激，保证患儿呼吸道畅通，积极送往医院救治。

（三）中医治疗

中医认为，本病的发生存在先天因素和后天因素。先天因素常因遗传或孕期失养，胎中受惊，气血逆乱，或肝气上逆，神不守舍。后天因素多因颅脑产伤、外伤，瘀血阻络，或外感六淫，郁而生热，或脾失健运，聚湿生痰，或惊恐伤肝，气机逆乱，痰随气逆，蒙蔽清窍，阻滞经络。痰阻气逆，瘀血阻络为其主要病理过程，病位在心、肝、脾、肾，临床分为风痫、惊痫、痰痫、瘀血痫等几种类型。

1. 辨证用药

（1）风痫：常由外感发热引发，发作时突然倒地，昏不识人，全身硬直，继而四肢抽搐，双眼上翻或斜视，牙关紧闭，口吐白沫，口唇青紫，舌质白腻，脉弦滑。治疗宜熄风止痉，可选用定痫丸，亦可选用白金丸、加味癫痫片、癫痫宁片、琥珀惊风片、羚角钩藤丸、羚羊粉等。

（2）惊痫：发病前常伴有惊吓病史，睡眠不安，发作时尖叫、吐舌、神志不清，面色时红时白，伴有惊恐之状，四肢抽搐，弯腰而哭，舌淡红，苔薄白。治疗宜镇惊安神，可选用镇惊丸，亦可选用泻青丸、泻肝安神丸、牛黄清心丸、牛黄镇惊丸等。

（3）痰痫：发作时喉间痰鸣较明显，目瞪眼直，神志模糊，状如痴呆；或仆倒于地，抽搐或不明显；或局部肢体抽动，智力逐渐下降，面色黄而无华；或头痛、腹痛、呕吐、肢体疼痛，时发时止，缠绵不愈，舌苔白腻。治疗宜豁痰开窍，选用涤痰汤加减，亦可选用礞石滚痰丸、羊痫丸、猴枣散、小儿化痰片、竹沥达痰丸等。

（4）瘀血痫：多见于有外伤及产伤史的患儿，发作时头晕，神志不清，面色青紫，单侧或双侧肢体抽搐，抽搐部位固定，肌肤干枯色紫，伴头痛，大便干结，舌质红，或见瘀点，苔少。治疗宜活血化瘀通窍，可选用通窍活血汤加减。

2. 艾灸疗法

（1）穴位：取大椎、肾俞、足三里、丰隆等。

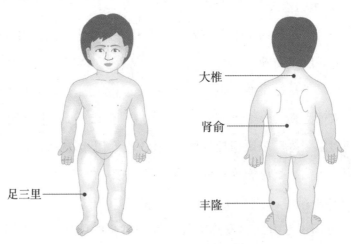

（2）方法：每次选 1～2 穴，取点燃的艾条在离施灸部位 3 厘米处进行熏灸。因小儿肌肤比较娇嫩，为防止烫伤，施灸者可用食、中二指分开放在施灸部位两旁，根据自己的手感觉到的温度来调节高度，一般灸至皮肤潮红为宜。治疗期间要忌食生冷瓜果，忌吹空调。

3. 中药外治

处方一：胡椒 3 克，硼砂 1 克，麝香 0.05 克。三药共研细末，敷神阙。发作时每 3 天换 1 次，发作后每周 1 次。

处方二：灵磁石 10 克，朱砂 5 克共研细末，以生姜汁 2 克调成饼状，敷涌泉，每天 1 次。

第二十节

高热惊厥

小宝宝脸红红的，可是浑身没有力气，食欲也差，到底是怎么回事呢？当出现这种情况，家长首先要给宝宝测一下体温，看看宝宝是不是发热了。人的正常体温是 36.5～37℃，如果高于 37.2℃，则称作发热。这是人类身体的一种正常生理反应，也是一种身体的警讯，提醒"宝宝可能生病了"。许多家长会误以为发热都是有害的，烧太久可能会把宝宝的脑子烧坏掉。但一般来说，39℃ 以下的发热，并不会对脑神经组织直接造成伤害，因此，家长不必过分紧张。但是，需要引起注意的是，体温突然快速的升高，有可能会引发"高热惊厥"。

一、 什么是高热惊厥

高热惊厥是指宝宝在呼吸道感染或其他感染性疾病早期（如中枢神经系统感染，脑膜炎、脑炎和引起惊厥的其他疾病除外），体温高于39℃时发生的惊厥。其中上呼吸道感染引起的高热惊厥最为常见，惊厥出现在热度突然上升时多见。高热开始后的12小时内，一般短暂发作为数十秒之内，严重的也可达10～30分钟或以上。发作后很快清醒，一次高热过程中，只出现一次惊厥。

高热惊厥都有什么表现呢？宝宝通常表现为突然发作的全身或局部肌肉抽搐，呼喊宝宝的名字也没有反应，头向后仰或歪向一侧，双眼往上翻、斜向一侧或频繁地眨眼，脸色、嘴唇颜色苍白或发乌，牙关紧咬，口吐白沫（如果咬伤舌头时会吐血沫），四肢僵硬或有节律地抽动，还可能出现大小便失禁，就是俗称的抽风或羊角风的表现。

并不是所有的宝宝在高热的时候都会出现惊厥。那么哪些宝宝容易出现呢？通常为5岁以下的宝宝，发病率为2%～5%，其中6个月至3岁的宝宝发病率最高，男孩多于女孩。所以家里有此年龄段孩子的家长更需要注意了。

二、 发生高热惊厥该怎么办

宝宝出现高热惊厥时，家长往往吓得魂飞魄散，恨不得瞬间飞到医院，可行动再迅速，从家里到医院少说也要十几分钟，如果等120救护车来急救，时间可能花得更多。在这么漫长的等待里，如何给孩子适当的护理，从而稳定症状，防止病情进一步恶化呢？不要慌张，要保持沉着冷静，按照以下步骤进行操作。

（一）一般性处理

（1）松解衣领：立刻将宝宝置于通风的地方，让宝宝仰卧平躺，松开衣领，轻轻扶住宝宝的身体，以免造成关节损伤或摔伤。

（2）畅通气道：要有意识地将宝宝的头侧向一边，及时清理口腔、鼻子里的分泌物，防止宝宝吸入异物引起窒息。

（3）防止舌咬伤：宝宝在抽搐时常常发生无意识的舌咬伤，家长可用清洁纱布包裹小木板（或婴儿勺的勺柄端）置于宝宝的口腔中。

（4）控制惊厥：抽搐发作时，家长用拇指压掐人中（位于鼻唇沟的中点）以开窍醒神，直至抽搐缓解，但指甲不可太尖，也不可太用力，以免掐破宝宝皮肤，造成不必要的损伤。

（5）降温：体温不同，处理也不同。37～38℃，不必急着退热；38～38.5℃，全身温水拭浴或泡澡，多喝水；38.5℃以上，考虑使用退热药；39℃以上，加用冷水枕。

（6）及时就医：如果宝宝反复出现抽搐，要注意记录发作的次数，观察抽搐的部位、程度，诱发因素，每次发作的持续时间等，及时就诊，以便医生了解孩子的疾病过程及脑损伤程度。

（二）中医治疗

高热惊厥属中医"急惊风"范畴，以发病急为特征，主要表现为突然高热惊厥、烦躁不安、面红唇赤、痰壅气促、牙关紧闭、继而四肢抽搐、神志昏迷、头项强硬，严重的出现角弓反张，涕泪皆无。究其病因，主要为内热炽盛，再加风邪郁闭，痰凝气滞，热极生风所致。紧急情况下，家长可以采用嚏惊散吹鼻取嚏，随即灌服苏合香丸或至宝丹，以助开窍醒神。

（三）预后调理

有高热惊厥病史的孩子，平时还要注意科学合理的饮食。很多家长觉得孩子惊厥之后身体很虚弱，便拼命补充营养。但是高热量的食物，如油炸、辛辣、烘烤类食物（如面包、饼干等）及糖果、方便面、膨化食品等要少吃；也不宜多吃温补的食物如羊肉、牛肉、鸡肉、鸭肉、蛋类、狗肉，温热性的水果如荔枝、龙眼、橘子等也要少吃。

患儿饮食调养应该以清淡为宜，以主食为主，顺其自然。只要患儿食欲好，抵抗力就可迅速增强，不易感冒发热，最终使惊厥病症得到有效控制。此外，在疾病的恢复期，还要加强锻炼，并避免到人口稠密的公共场所。

第二十一节

幼儿急疹

婴幼儿突然发热，又很快地退热，身上出现很多细小的红疹。去医院医生却说没事，回家观察就行了。而家长却很着急，孩子身上的疹子怎么办呢？其实不用担心，这是得了幼儿急疹。幼儿急疹又称婴儿玫瑰疹，是婴幼儿常见的急性发热性出疹性疾病，本病全年都可以发生，冬春季节多见。患儿多能顺利出疹，极少有并发症，预后良好。

一、 幼儿急疹的发病原因

幼儿急疹是由疱疹病毒引起的，属呼吸道急性发热出疹性疾病，通常由患者咳嗽、打喷嚏时的唾沫而传播，密切接触也会传播此病。本病多发于2岁以下的婴幼儿，出生后6~10个月是发病高峰期。患病后可获得持久免疫力，很少第二次发病。

二、 幼儿急疹的临床表现

本病早期多表现为患儿突然出现高热，体温一般在38.5℃以上，而且可以持续发高热3~5天，服用退热药后4~6小时又再次高热，反反复复，很让家长着急。多数患儿除了食欲稍差以外，往往精神良好，没有咳嗽、流涕等症状。3～5天后体温突然下降，体温正常半天左右开始出皮疹，表现为典型的热退疹出，这是本病区别于其他出疹性疾病的特点。

由于早期症状不典型，很多只是发热，食欲不好。在没有出疹之前不容易和其他疾病（如感冒）区别，所以还是需要到医院请儿科医生帮助诊断。

本病的皮疹特点为淡玫瑰红色，直径为2～4毫米，就像小米粒大小，刚出皮疹的时候是少量的，集中于腰部、臀部、面部及四肢，用手按压，疹子会褪色，撒手后颜色又恢复到玫瑰红色，相邻近的皮疹可以融合成大片。一般发疹后24小时内皮疹出满，1～2天后皮疹开始消退，不留下色素斑痕或者皮肤脱屑。患儿会伴有枕后淋巴结肿大，大小如豌豆，没有压痛感；或者轻度烦躁、口干、纳差或腹泻等症状。整个病程8～10天。

三、 幼儿急疹的预防

幼儿急疹是由病毒引起的，通常是由呼吸道带出的唾沫传播的一种急性传染病。幼儿急疹预防的关键在于避免与患幼儿急疹的孩子接触，同时注意宝宝的喂养，适当增加运动，提高自身的免疫力，才能从根本上防患于未然。如果孩子与患儿密切接触，体内缺乏免疫力，就完全有可能被传染。由于幼儿急疹的潜伏期是1～2周，所以，这段时间应密切观察孩子，如出现高热，应立刻采取措施暂时隔离，以免扩大传染面。如果2周后孩子仍安然无恙，说明没传染上幼儿急疹的病毒。

四、 幼儿急疹的护理

患儿出疹期间有传染性，应在家休息隔离直至出疹后5天。疾病流行季节要减少户外活动，少去人多拥挤的公共场所，特别是游乐场、电影院等，避免交叉感染。

房间要经常开窗通风，每天保持通风半小时以上，保持空气流通，也可以用食醋加水熏蒸，每天 1 次，每次 30 分钟。患儿接触的玩具、餐具和毛巾也要经常煮沸消毒。被褥在太阳下暴晒至少需要 6 小时，这样才能起到杀菌的作用。

保持皮肤的清洁卫生，可以用温水擦洗皮肤。炉甘石洗液或碳酸氢钠溶液能缓解瘙痒，用普通食用小苏打溶解在少量水中，就可以制成碳酸氢钠溶液。适时增减衣物，不要穿得太厚容易出汗，也要避免凉风对着孩子吹，以防感冒。

饮食宜清淡、易消化，最好吃流质食物及软食，如绿豆粥、绿豆汤或大米粥、菜粥、面片汤等。发热期间不要盲目地滋补，不要吃油腻和上火的食物，比如羊肉、牛肉、鳝鱼、巧克力、冰激凌及油炸食品等，可以喝鱼汤或者鸡汤，吃新鲜的水果或果汁。发热期间因为出汗流失大量的水分，所以要多喝温开水以补充水分，开水里可以适量放盐，有助于患儿水分的补充，以利出汗和排尿，促进毒物排出。

当孩子高热不退，精神差，出现惊厥、频繁呕吐、脱水等症状时，家长要及时带孩子到医院就诊，以免造成神经系统、循环系统功能的损害。

五、 幼儿急疹的治疗

（一）常规治疗

本病为一自限性疾病，无特殊治疗方法，主要是加强护理及对症治疗。出疹前应积极退热等对症处理，出疹后患儿精神好，无并发症，只需加强护理。

幼儿急疹是病毒感染性疾病，抗生素治疗无效，可选用抗病毒药物，如利巴韦林片口服，适当补充维生素 B 和维生素 C 等。

低热可以不用处理，因为发热是人体抗御疾病的反应，随着体温升高，人体的防御机能大大加强，为消灭病原微生物，并使炎症痊愈创造有利条件。当孩子体温轻度发热时（体温不超过 38.5℃），可用温水拭浴；如果体温超过 38.5℃时，除了物理降温，还可以适当应用婴幼儿退热药，如泰诺林、美林等。

（二）中医治疗

中医认为本病为感受时邪所致，属于热病。风温时邪从口鼻而入，郁于肺卫，邪热蕴于肌肤，与气血相搏，外发而为疹。本病治疗以清热疏风解毒为主，早期应用疏风解表之法，使邪有出路。若邪已入营，则需清热解毒凉血。临床用药宜清灵透发为宜，不可苦寒直折，遏邪伤气。

1. 辨证用药

（1）发热期：早期表现为高热，咽红目赤，可伴有轻微咳嗽，偶有吐泻、惊悸，精神良好，苔薄黄，脉浮数，指纹紫。治疗宜疏风解表，可选用银翘散加减。

（2）出疹期：表现为身热已退，皮肤出现红色小疹点，躯干部位较多，食欲欠佳，舌尖红，苔薄黄，脉数，指纹紫滞。治疗宜凉血解毒，可选用化斑解毒汤加减。

2. 中成药

（1）银翘解毒丸：适用于幼儿急疹发热及出疹期，具有疏散风热，清热解毒之功。

（2）小儿感冒口服液：治疗幼儿急疹发热期，邪尚在表者，具有清热解表之功。

（3）小儿紫草丸：适用于幼儿急疹出疹期，具有疏风清热，透疹解毒之功。

（4）清热解毒口服液：适用于幼儿急疹热退疹出期，具有清热解毒之功。

其他中成药如抗病毒口服液、银黄口服液、大青叶合剂等都有不错的疗效。

3. 中药外治

（1）桑叶、板蓝根各15克，连翘10克，上药加水煎煮，去渣取液，以药液熏洗。每次15～20分钟，每天1～2次，连续1～2天，适用于肺胃蕴热，急性出疹期患儿。

（2）紫浮萍 30 克，白鲜皮 10 克，上药加水煎煮，去渣取液，洗浴。每次 15 ~ 20 分钟，每天 1 次，连续 1 ~ 2 天。用于皮疹较多、密集和皮肤瘙痒的患儿。

4. 饮食疗法

（1）先将 10 克金银花加水煎汁，去药渣后加入粳米煮成稀粥，酌加盐调味，每天食用 2 ~ 3 次，连续 2 ~ 3 天。对于患儿出现口臭、食欲差的情况有一定帮助。

（2）先将 5 克蝉蜕洗去杂质，晒干研细末，和 50 克粳米同煮成粥。亦可待粥将熟时，加入蝉蜕末煮数沸即成。每天食用 1 ~ 2 次，连续 2 ~ 3 天，适用于精神差、烦躁的患儿。

（3）百合 15 克，天冬 15 克，粳米 50 克，三药同煮成粥，有养阴清热的功效，适用于出汗较多，出疹后余热不退，精神不振的孩子。

第二十二节

猩红热

近几年猩红热的发病有抬头的趋势，患病率逐渐增多，影响范围比较大，并且有一定的凶险性。少数孩子的病情较重，病情进展比较快，甚至夺去了幼小的生命。年轻的家长可能听到猩红热，心情都比较紧张，也不知道怎样去防范。那么，猩红热到底是一种什么样的疾病呢？

一、 猩红热是如何发病的

猩红热是由 A 族 B 型溶血性链球菌感染引起的一种急性呼吸道传染性疾病，与其他呼吸道传染病一样，具有易于流行、有传染性、儿童普遍易感的特点。一年四季之中均可以流行，但冬、春季节容易发病，儿童容易患病，多发生在托儿所、幼儿园及小学集体生活的地方。患病或携带这种细菌的孩子可以通过近距离说话、咳嗽、打喷嚏，或直接密切接触，通过空气、飞沫或被其污染的食物、餐具、玩具等途径把细菌传染给健康儿童，尤其免疫功能低下的儿童更容易患这种病。

正常儿童的鼻咽部、皮肤感染了这种细菌后，可以通过黏膜上皮细胞或破损的皮肤进入组织，引起化脓性病变，出现炎症性改变。这种细菌产生致热性外毒素而导致发热，感染扩散到附近组织引起扁桃体炎、咽喉壁脓肿、中耳炎、鼻窦炎，甚至肺炎、败血症等严重感染。细菌产生红疹毒素及其产物进入血液，引起全身中毒症状，病情进展迅速而危及生命。因为人体内脏中有一些和这种细菌比较相似的物质，自身的免疫系统难以识别这种细菌，从而可造成自身攻击，而继发出现风湿热、肾炎、心肌炎。

二、 猩红热的临床表现

一般分为早期表现、出皮疹时表现、疹退后恢复期表现三个阶段，每个阶段临床表现各有特点。如果抗感染治疗不及时或不彻底还可以出现一些严重的并发症。

（一）早期表现

猩红热患儿起病早期与感冒症状类似，一般表现为突然发热，温度多数在39℃以上，有的可高达40℃以上，伴有寒战表现，少数患儿会突然出现昏不识人、肢体抽动等抽风表现，还伴有或轻或重的头痛、咽痛、周身不适，检查时发现咽喉红肿，扁桃体红肿或化脓，颈部及颌下淋巴结肿大，舌头开始出现白草莓舌表现，而后因舌苔脱落出现红草莓舌。

（二）出皮疹表现

皮疹一般在发热数小时到 1 天内出现，从颈部开始出现皮疹，依次为腋窝、胸背、四肢等处，皮疹分布范围较广，但面部无皮疹，出疹速度比较快，24 小时内就可以遍布全身。皮疹表现为皮肤弥漫性充血、潮红，其上布满了均匀的、鸡皮样的、触摸时有像触摸砂纸一样感觉的细小皮疹，皮疹与皮疹之间见不到正常颜色皮肤。用手指按压皮疹分布密集的地方可使潮红的皮肤暂时消退，显现出比较苍白的"手掌印"，抬起手指数秒后恢复原来皮肤颜色，称为贫血性皮肤压痕征。面颊部皮肤颜色潮红而无皮疹，口周皮肤不红而显得相对苍白，形成环口苍白圈。在皮肤褶皱的地方可以看到密集的线状红疹，并伴有出血点，按压后不褪色，称为帕氏线。出疹时可伴有高热、面色通红、烦躁不安、大便干、小便黄、咽喉红肿腐烂。

（三）恢复期表现

皮疹出齐后 1 ~ 2 天，按出疹时的顺序开始逐渐消退，同时体温也开始下降，咽喉部症状慢慢减轻到消失。疹退 1 周后开始出现糠屑样脱皮，先从面颈部开始，最后为四肢末端。整个出疹期为 2 ~ 4 周，疹退后不留有色素沉着。

（四）并发症

（1）化脓性并发症：这种细菌感染人体后直接侵袭或扩散到局部组织器官时引起局部组织化脓性改变。常见有中耳炎、乳突炎、鼻旁窦炎、鼻咽部脓肿、肺炎等。当细菌进入血液，还会并发脓毒败血症，重者会危及生命。应及时就医，早期应用抗生素治疗，可以避免出现此类并发症。

（2）中毒性并发症：全身中毒症状较重时会出现心慌、胸闷、昏不识人、抽风等表现，如心肌炎、心包炎、脑炎等，多见于患病的第 1 周内，多为暂时性的，预后良好。

（3）变态反应性并发症：人体内脏中有一些和本病细菌比较相似的物质，自身的免疫系统难以识别这种细菌，从而可造成自身攻击，而继发出现风湿性关节炎、心肌炎、心内膜炎、心包炎及急性肾小球肾炎。这类并发症多见于病后的 2~3 周，一般病情较轻，多能自愈，很少转为慢性。

三、 猩红热的预防和护理

（一）猩红热如何预防

父母应充分了解猩红热的流行方式，根据流行病学传播方式预防猩红热。在该病的流行季节应避免让宝宝与感染患儿或带菌患儿接触，避免到拥挤的公共场所，减少飞沫传播病原菌而致感染机会，改善环境和注意个人卫生则可避免伤口污染，降低皮肤、伤口感染的发生率。

保护易感儿童，流行期可对易感儿童进行咽喉宁喷剂、金喉健喷剂、开喉健喷剂等喷 7~10 天。居家时要勤开窗通风，家庭食醋熏蒸，同时注意孩子的个人卫生。

宝宝若已经接触患儿或带菌者，应隔离观察，空气消毒，并接受检疫，可予双黄连口服液、板蓝根冲剂、抗病毒口服液等中成药口服，做到未病先防。

（二）如何实施家庭护理

（1）隔离独居：避免传染给其他儿童，也可防止其他感染。隔离居室内要经常开窗通风换气，保持室内空气新鲜。衣服、被褥经常晾晒，在隔离期间不要让其他小孩与患儿接近。

（2）卧床休息：急性期要卧床休息，休息可以减少身体的消耗和心、肾、关节的负担从而减少并发症。

（3）口腔护理：用温淡盐水或生理盐水含漱，每天 2~3 次，保持患儿口腔清洁是很重要的，既有利于杀灭咽部的细菌，又可预防继发感染。年龄小的患儿，可用镊子夹取消毒纱布或棉花蘸温盐水擦洗口腔。勤喂水也可以达到清洁口腔的目的。

（4）皮肤护理：患儿的指甲要剪短，可用 75% 酒精轻轻涂擦患儿的皮肤，既可止痒又可以消毒皮肤。内衣裤要勤换，最好穿柔软纯棉质地的。皮疹消退后可出现皮肤脱屑，有瘙痒感，注意不要用手去剥脱皮屑，以免引起感染，痒时可涂炉甘石洗剂。

（5）饮食护理：饮食应清淡，可选择流质或半流质的易消化食物，如牛奶、豆浆、蛋花汤、鸡蛋羹等含优质蛋白高的食物，还应多给予藕粉、杏仁茶、莲子粥等补充热量。恢复期最适宜食用富含高热量、高蛋白的食物，如鸡肉泥、牛肉泥、虾肉泥、肝泥、菜粥、小薄面片、荷包蛋、龙须面等。如果并发急性肾炎，应给少盐、低蛋白质、半流质饮食。同时高热时要补充水分，多食富含维生素类的果蔬。

（6）观察病情变化：宝宝患病 2～3 周后，要注意小便颜色变化，尿量多少，身体有无水肿，关节有无红肿疼痛，有无心慌、胸闷等不适，注意检查尿常规 2～3 次（每周进行 1 次），以防并发肾炎；做心电图，以防并发心肌炎。

四、猩红热的治疗

（一）常规治疗

（1）抗菌治疗：青霉素是治疗猩红热链球菌感染的首选药物，早期足量应用可缩短病程，减少并发症发生。重症患儿可加大青霉素用量，或两种抗生素联合应用，疗程 7～10 天。如果青霉素过敏，可选用阿奇霉素、头孢菌素等药物。

（2）对症治疗：高热可用退热剂，或用物理降温等方法；年长儿咽痛可用温生理盐水漱口；皮肤瘙痒可用炉甘石洗剂。

（二）中医治疗

中医认为，猩红热是感染了温热毒邪，温热毒邪可以通过皮肤、口腔、鼻腔，进入咽喉，咽喉为气体出入门户，温热毒邪熏灼咽喉，出现咽喉红肿疼痛，甚至化火腐肉，而出现扁桃体发炎、化脓。毒邪侵犯肺卫，出现感冒症状，如发热、流鼻涕、打喷嚏、咳嗽等。邪毒侵犯脾脏、胃肠，出现不想吃饭或吃饭不香、恶心、呕吐，或者是大便干结等表现。火热毒邪，向上熏灼喉舌，耗伤舌体津液，而出现草莓舌；邪毒向外透出于肌表而出现皮疹；若邪毒较盛，病情相对较重，甚至会出现神志不清、抽风等表现；毒热损伤心脏可出现心慌；热毒余邪进入关节会出现关节肿痛；邪毒留在肺、脾、肾，影响水液代谢，会出现水肿。

1. 辨证用药

（1）邪犯肺卫型：表现为突然发热，伴头痛、寒战，发热时无汗出，咽红肿痛，皮肤潮红，皮疹开始出现，舌质多红，苔薄黄。治疗宜辛凉宣透、清热利咽，常用解肌透痧汤加减，还可口服银翘解毒丸、清开灵胶囊、金莲清热泡腾片、小儿热速清口服液、小儿豉翘清热颗粒等。

（2）毒炽气营型：表现为高热持续不退，面色通红，口渴烦躁，咽喉红肿、糜烂，便干、尿黄，皮疹分布稠密，色红如涂丹，舌红多绛红，草莓舌。治疗宜清气凉营、泻火解毒，常用凉营清气汤加减，或加服中成药蒲地蓝口服液、大青叶合剂、双黄连口服液、牛黄解毒丸、羚羊角口服液、紫雪颗粒、安宫牛黄丸等。

（3）疹后阴伤型：表现为皮疹出齐后体温逐渐下降，咽喉部症状逐渐减轻，口唇干燥，纳食不香，全身皮肤干燥，大便干燥，舌质干红无津液。治疗宜养阴生津，清解余热，常用沙参麦冬汤或清咽养荣汤加减，或口服生脉注射液或生脉口服液、玉竹膏、二冬膏、川贝雪梨糖浆、养阴清肺口服液等。

2. 中药外治

（1）冰硼散、锡类散、珠黄散、金不换、牛黄散、双料喉风散或金喉健、开喉健、咽喉宁等喷喉剂选1种，将少许药粉或喷剂喷入喉中，每天2~3次，适于咽喉肿痛。

（2）超声雾化吸入：可选用双黄连、清开灵针剂或利咽消肿类中药汤剂少量雾化吸入。

（3）中药含漱液：金银花、山豆根、玄参、射干、夏枯草、青果、嫩菊叶、薄荷叶各适量，煎汤漱口，每天2~3次。

（4）颌下、颈部肿痛者，可予局部外敷如意金黄膏、冲和散或紫金锭。

3. 经验方

（1）蒲公英、板蓝根、穿心莲各15克，水煎适量，分3次服。用于预防治疗。

（2）金银花、山豆根、薄荷各10克，煎汤漱口。用于咽喉疼痛者。

（3）石青合剂：生石膏1 800克，大青叶900克，生甘草240克，水煎后去渣，浓缩至450毫升，再加糖浆150毫升，每天30～60毫升，分3次服。用于毒炽气营型。

（4）凉血解毒汤：牛蒡子、桔梗、甘草各6克，薄荷、焦栀子、绿豆衣、牡丹皮各10克，生石膏20克，知母、黄连、生地黄、玄参各9克，芦根25克。水煎适量，每天1剂，分2次服。用于毒炽气营型。

（5）解毒汤：青黛、儿茶、黄芩、马勃各6克，生石膏12克，知母、生地黄、连翘、蒲公英各9克，甘草3克，水煎适量，每天1剂，分2次服。用于毒炽气营型伴有全身中毒症状。

4. 饮食疗法

（1）牛蒡桑菊饮：牛蒡子20克，桑叶、菊花各10克，白茅根30克，将此4种中药水煎取汁，加入适量白糖，频服代茶。用于邪犯肺卫及毒炽气营早期。

（2）西瓜番茄汁：西瓜1 500克，番茄1 000克，榨汁机榨汁，每天1剂。用于毒炽气营型。

（3）雪梨浆：雪梨1个，洗净，切片，加凉开水适量浸泡半天，再榨汁机榨汁，顿服，每天3～5次。用于恢复期。

（4）荸荠甘蔗汁：梨汁、荸荠汁、甘蔗汁、藕汁各等量，四汁和匀凉服。适用于恢复期。

第二十三节

流行性腮腺炎

上幼儿园的孩子一觉醒来喊着脖子疼，家长一看，孩子脖子肿起来了，以耳垂为中心，而且摸起来发紧，张口或咀嚼时会感到疼痛，有经验的家长知道这是得"痄腮"了。痄腮是中医学的病名，西医叫作流行性腮腺炎，是我国很常见的一种传染病，一年四季均可发生，冬春季节多见，常见于3岁以上的小儿，亦可见于成人。

一、 流行性腮腺炎的病因

本病是由流行性腮腺炎病毒引起的，孕妇感染本病可通过胎盘传染胎儿，从而导致胎儿畸形或死亡，流产的发生率也增加。感染患者是本病的传染源，主要通过咳嗽、打喷嚏产生的飞沫传播。感染本病痊愈后可有持久免疫力，也就是说人得痄腮好了后，一辈子不会再得这个病了。本病发生的时候往往是一个幼儿园或者一个小区有多个孩子先后起病，多是相互之间接触后传染的结果。

二、 流行性腮腺炎的临床表现

（一）一般症状

患儿常常是在2～3周前接触过痄腮患者。刚开始的时候有些患儿会出现发热、怕冷、头痛、嗓子痛、不想吃饭、全身疼痛的症状，很快在数小时后就会出现腮腺（位于面颊的部位耳朵下面）肿痛，并且肿痛会逐渐明显，体温也会升高，最高可以达 39℃以上。

腮腺肿胀一般以耳垂为中心，向前、后、下发展，边缘不清；因为水肿明显所以面颊的皮肤紧张，局部皮肤发亮但不发红，按起来有弹性，就像触摸橡皮一样，但不会有凹陷，并且有明显的疼痛；说话、进食（尤其是吃酸性饮食）时疼痛加剧，因为这些动作会刺激唾液分泌让腮腺更加肿大；通常肿胀可以是先发生于一侧面颊部位，然后几天后另一侧也发生肿胀。重症的患儿因为面颊肿胀明显可出现吞咽困难。腮腺肿胀大多会在 1~3 天到达高峰，持续 4~5 天逐渐消退而慢慢恢复正常。整个过程要持续 10~14 天。

根据疾病流行的季节、接触过流行性腮腺炎患者及腮腺肿大的特征，就可以判断孩子是不是得了流行性腮腺炎。但是如果症状不典型，周围又有流行性腮腺炎患儿，家长最好带孩子去医院请教儿科专家，有时候还需要采取实验室检查方法，如血常规、病毒测定等方法进一步明确诊断。

（二）并发症

本病主要侵犯腮腺，但也可侵犯人体其他的腺体组织、神经系统及肝、肾、心脏、关节等几乎所有的器官。因此，除腮腺肿痛外还可引起脑膜脑炎、睾丸炎、胰腺炎、卵巢炎等症状。少数患儿发病也可以没有表现腮腺肿胀而是出现睾丸肿胀或者烦躁呕吐的症状。也有的孩子发病表现为颈前下颌肿胀，或者是舌及口腔底下肿胀，这是因为腮腺炎病毒侵犯了颌下腺和舌下腺的结果。特别要注意的是，本病对机体的严重危害并不只是腮腺本身，而是它的并发症，应高度警惕和防治并发症。对高热头痛明显的患儿，不应局部治疗，应及早到医院诊治。

三、流行性腮腺炎的防治

（一）流行性腮腺炎的预防

要预防本病的发生，预防免疫是关键。孩子出生后 14 个月时就可以注射一次流行性腮腺炎疫苗，血清抗体产生可达98％，可以起到预防的作用。腮腺炎疫苗不能用于孕妇和先天或获得性免疫低下者及对鸡蛋蛋白过敏者。疾病流行期间，未曾得过本病的小儿可给予免疫球蛋白起到预防的作用。其次是避免接触传染源。特别是在流行性腮腺炎流行期间，体质差的儿童少去人员密集的公共场所，像游乐场、电影院等，避免交叉感染。幼儿园、中小学发现患儿应注意隔离，隔离至腮腺肿大完全消失为止。

（二）患儿的家庭护理

因为本病具有传染性，所以患儿需要在家卧床休息，直至腮腺肿胀完全消退后才能重新上学入托。家里要保持空气流通，每天开窗通风半小时以上，也可用食醋加水熏蒸，每天1次，每次30分钟。患儿接触的玩具、餐具和毛巾也要经常煮沸消毒。被褥要在太阳下暴晒，至少要晒6小时，这样才能起到杀菌的作用。

患儿要吃清淡、易消化的食物，最好吃流质食物及软食，如绿豆粥、绿豆汤或大米粥、菜粥等。忌食辛辣的食物，如葱、姜、蒜、辣椒等。因为本病属于热病，不要盲目地滋补，不要吃油腻和上火的食物，比如羊肉、牛肉、鳝鱼、巧克力、冰激凌、油炸食品等，可以喝鱼汤或者鸡汤，吃新鲜的水果或果汁。少喝碳酸饮料，因为孩子脾胃虚弱，过多的糖分会加重胃肠负担。多喝温开水，保证每天摄入足够的水分。

饭后淡盐水漱口，少吃甜食，保持口腔卫生。早晚刷牙，刷牙的时候要注意使用儿童专用牙膏，掌握正确的刷牙方法，彻底有效地清除口腔细菌，起到清洁口腔的作用。

（三）常规治疗

1. 对症治疗

因为是病毒感染，不必吃抗生素，应服用抗病毒药物，可口服利巴韦林片。当孩子体温轻度升高时（体温不超过38.5℃），可用温水拭浴来降温。将宝宝身上衣物解开，用毛巾蘸温水（37℃）全身上下搓揉，特别是腋窝和大腿根部，这些地方血流丰富，擦拭后更易于降温，用此方法可使宝宝皮肤的血管扩张将体热散出，另外水汽由体表蒸发时，也会吸收体热。如发热明显，体温超过38.5℃时，可服用退热剂退热，如常用的小儿美林糖浆、小儿泰诺林滴剂等。

2. 并发症的治疗

重症并发脑膜脑炎、严重睾丸炎、心肌炎时，表现为烦躁、喷射样呕吐、颈项强直，甚至抽搐；或睾丸肿胀、小腹疼痛；或心慌、精神差、进食困难等，要及时住院治疗。

（四）中医治疗

中医认为本病是热病，属于邪毒瘀滞、气血相搏而导致腮颊肿痛。通过积极地对症治疗和辨证用药，除个别有严重并发症者外，大多预后良好。

1. 辨证用药

（1）温毒袭表型：一侧或两侧耳下腮部肿大，伴有压痛，触之有弹性，进食咀嚼均感腮部有十分难受的酸痛，发热轻，多在37.5~38.5℃，有的表现为打喷嚏、流鼻涕，舌尖红，苔薄白，脉浮数。治疗宜疏风清热，消肿散结，可选用银翘散加减口服，也可以口服银翘解毒丸。

（2）热毒蕴结型：腮部肿大较为明显，胀痛亦较明显，稍为轻触即感疼痛，高热，体温超过39℃，头痛，烦躁，舌红苔黄，脉数有力。治疗宜清热解毒，软坚散结，可选用普济消毒饮加减口服。若病情严重，出现昏迷抽搐或睾丸肿痛等并发症者，则及时住院治疗。

2. 中药外治

（1）防风100克，蒲公英200克，柴胡50克，加水5 000毫升，用铁锅文火煎熬大约2小时，去药渣后再熬2小时左右，成糊状出锅置入器皿内备用。用时将药膏摊在白布上（白布大小视患处部位大小而裁好），贴在患者腮腺肿胀部位，2天1次。

（2）仙人掌去刺压碎，加白矾15克，贴敷患处。

3. 饮食疗法

（1）绿豆汤：取适量绿豆清洗干净，放在水中浸泡一夜，后水磨取浆，加冰糖适量煮沸即可。随时给患儿饮用，适合腮部肿痛、吞咽不便的患儿。

（2）紫菜汤：取紫菜 15～30 克撕碎，加适量萝卜片或白菜心，放在锅里用清水煮，稍加一点点盐调味，取汤给患儿饮用。

（3）板蓝根粥：取板蓝根、大青叶各 30 克，以水煎煮 30 分钟后去渣，放入 50 克粳米、少许冰糖煨成粥即可。随时给患儿食用，适合腮腺炎初起时，平时具有预防作用。

第二十四节

水 痘

幼儿发热，皮肤出现疱疹，像绿豆粒大小，里面含有水液，这是得了水痘。水痘是由水痘-带状疱疹病毒初次感染引起的急性传染病。水痘的传染力很高，接触水痘病毒的孩子很容易发病，有些孩子感染后会出现并发症，甚至危及性命。本病一年四季均可发生，冬春季多见。一次患病可以获得持久免疫，所以一个人一生只会得一次水痘。

一、 水痘是如何发生的

水痘的病原体是水痘-带状疱疹病毒，感染该病毒后，儿童表现为水痘，成人表现为带状疱疹。一般来说感染病毒的途径主要有两个方面，一是接触水痘患者，二是接触带状疱疹的患者，而前者是主要途径。水痘主要通过呼吸道传染，接触患者咳嗽、打喷嚏产生的飞沫或者被病毒污染的尘土、衣服、用具等都可能被传染。水痘多发生于儿童，10岁以下儿童发病率在90%以上，特别是有轻微感冒、食欲欠佳、体质弱的儿童要更加注意。

二、 水痘的临床表现

出水痘之前，往往都有平均2周左右的潜伏期，此时往往没有什么症状，也有部分孩子会出现类似感冒的发热、食欲不振等情况。

长水痘时，有些孩子会发高热，有些孩子只是看起来精神稍有不好。水痘初发时只是一些小红点，然后在几小时之内，红点上长出小小的水疱。在刚开始长水痘的几天，在患儿身上可以看到各式各样的疹子，这是水痘独有的特点，能同时观察到丘疹、水疱疹、与水疱破掉后形成的结痂疹。皮疹通常最先出现在面部和躯干，然后成片扩散到身体的其他部位。

在1~6天的出疹期内，皮疹相继分批出现，形成1~2天后，水疱破裂，结成硬痂，水痘结痂脱落后，一般不会留下瘢痕。这是因为水痘长在皮肤较浅的位置，不会伤害到真皮层。

在头皮、嘴、外阴附近的疱疹会特别疼痛。皮肤上的水疱疹会有痒痒的感觉，让孩子常常会不由自主地搔抓，水疱一旦抓破就会容易引起细菌感染，家长们要特别留心宝宝不要抓挠水疱。

有些水痘往往病情较为严重，可以引起肺炎、脑炎等并发症，出现持续高热不退、咳喘、呕吐、头痛、烦躁不安或嗜睡、惊厥时需要及时前往医院治疗。

三、 水痘的防治

（一） 水痘的预防

孩子在上幼儿园之前可以进行水痘疫苗接种，但是疫苗保护不是终身的，第一次接种疫苗后5年有必要再次接种疫苗。接种疫苗后有的孩子会出现轻微的发热，只要体温不超过37.5℃，时间不超过2天都不要紧，属于体内对疫苗产生的反应。如果接触水痘或者带状疱疹患者的孩子，可以在72小时内注射水痘-带状疱疹病毒免疫球蛋白，预防水痘发生。疾病流行期间，体质差的孩子要少去人员密集的公共场所，像游乐场、电影院等，避免交叉感染。

（二）患儿的家庭护理

一般来说，水痘只要做好基本的清洁，避免小孩因瘙痒难耐而抓破水疱、保持皮肤清洁，可减少感染的危险。皮肤可以用温水清洗，洗时动作轻柔，避免擦破水疱，最好用流动的水清洗，可以减少感染机会。修剪指甲，勤洗手，可以在睡觉的时候给孩子带上自制手套，避免抓破疱疹。

开窗通风，保持室内空气流通。每天开窗通风半小时以上，也可用食醋加水熏蒸，每天1次，每次30分钟。同时适时增减衣物，避免受风寒，防止感冒。患儿接触的物品，如衣被、毛巾、餐具等应采用暴晒或者开水煮沸等方法消毒。衣服要清洁宽大，防止因过紧的衣物和盖过厚的被子，而造成过热引起疹子发痒。

当孩子体温轻度发热时（体温不超过38.5℃），可用温水拭浴来降温。

出水痘期间，宜给予易消化、营养丰富的流质及半流质饮食，忌油腻或姜、辣椒等刺激性食物，宜多饮开水。不要进食燥热和滋补性的食物。水痘初期可喝绿豆汤，发热期要吃清淡易消化的饮食，可以喝鱼汤或者鸡汤，吃新鲜的水果和果汁。发热期间因为出汗带走大量的水分，所以还要多喝温开水以补充水分，开水里可以适量地放盐，有助于患儿水分的补充，利于出汗和排尿，促进毒物排出。

水痘患儿应在家休息直至疱疹全部结痂，大概需要3周左右才能再去上学或入托。

（三）常规治疗

1. 对症治疗

水痘引起的瘙痒可以用炉甘石洗液或碳酸氢钠溶液涂抹。用普通食用苏打（食用碱）溶解在少量水中，就可以制成碳酸氢钠溶液。疱疹破裂可涂以红霉素软膏、百多邦软膏。不要使用含激素的软膏如皮炎平等，以免加重病情。

发热超过 38.5℃，酌用小量退热剂退热，如常用的小儿美林糖浆、小儿泰诺林滴剂等，但不能使用阿司匹林，因为这种药可以引起严重的并发症——瑞氏综合征。如果孩子发生继发性感染，可以口服抗生素。

2. 抗病毒治疗

水痘是病毒感染性疾病，不需要应用激素和抗生素治疗，可以在医生指导下使用阿糖腺苷。疱疹局部也可以涂抹阿昔洛韦软膏，每天 3 次，连用 1 周。

（四）中医治疗

中医认为本病为水痘时邪感染肺脾两经，邪伤肺气则宣降失常，发生发热、咳嗽，正气抗邪外出，时邪夹湿透于肌表，发为水痘。因该病邪毒一般只伤及肌表，窜入营血的甚少，故病情较天花、麻疹为轻，预后良好，变证险证也少。少数患儿因毒热炽盛，内犯气营，甚或营血受累，重的可伴有高热，烦躁，面赤，痘点稠密、色赤、紫暗等重症。

1. 辩证用药

（1）风热犯表型：表现为皮疹稀疏，疹色红润，疱浆清亮，点粒稀疏，躯干为多，发热轻微，流鼻涕，偶有咳嗽，二便正常，舌苔薄白，脉浮数。治疗宜疏风清热，可选用银翘散加减。

（2）热毒炽盛型：表现为痘大而密，疹色紫暗，疱浆混浊，疱疹跟脚较硬，伴高热烦躁、面红目赤、便秘尿黄则属邪伤气营。治疗宜清热凉营解毒，可选用清胃解毒汤加减。中成药可选用抗病毒口服液、银黄口服液，用法、用量依据说明书使用。

2. 中药外治

（1）苦参 30 克，芒硝 30 克，浮萍 15 克，共煎水外洗，每天 2 次，用于水痘密集、瘙痒重的患儿。

（2）青黛 30 克，石膏 30 克，黄柏 15 克，冰片 10 克，黄连 10 克，共研成细末，用油或凡士林调匀，涂抹患处，每天 1 次，用于疱疹破溃者。

3. 饮食疗法

（1）胡萝卜芫荽羹：胡萝卜、芫荽各 60 克，二者洗净切碎，加水煮烂，加冰糖服，每天 1 剂，分 3 次服完，连服 1 周，婴儿只服汤汁。该汤羹能疏风清热，适用于风热犯表型水痘。

（2）薏苡红豆粥：薏苡仁 20 克，红豆、土茯苓各 30 克，粳米 100克，上述材料洗净共煮，粥熟豆烂拌冰糖，每天 1 剂，分 3 次服完。可解毒祛湿，适于水痘已出、发热、尿赤、神疲纳差者。

第二十五节

手足口病

每年的春季至秋季都会发生手足口病的流行，影响范围广，患病儿童多，病情重，有些孩子甚至出现病情进展迅速而导致死亡。很多家长一提到手足口病都非常紧张。那么，到底什么是手足口病呢？其实，手足口病是上呼吸道感染的一种，病程和治疗也和普通上呼吸道感染一样，流行更广。

手足口病是由病毒引起的传染病，柯萨奇病毒及肠道病毒 71 型均为手足口病较常见的病原体，本病多发生于 5 岁以下儿童，出现的症状主要是引起手、足、口腔等部位的疱疹，少数严重的患儿可引起心肌炎、肺水肿、无菌性脑膜脑炎等并发症。个别重症患儿如果病情发展快，导致死亡。近几年病例大多数是肠道病毒 71 型感染所致，危重患儿病例增加。

一、 手足口病的发病

手足口病是一种传染性疾病，具有流行强度大、传染性很强、传播途径复杂等特点。病毒可以通过咳嗽、打喷嚏、近距离说话，带病毒的飞沫经空气传染给健康儿童，也可因接触，比如手拉手，或手接触了患儿的分泌物，再揉自己的鼻子、眼睛等而传染。

儿童对这种病毒普遍缺乏抵抗力，接触后容易感染，手足口病的患者主要为学龄前儿童，4 岁以下患儿占发病数 85% ~ 95%。流行的方式常呈暴发性，即在短时间、局部区域内广泛传播。所以说在该病的流行期，会有大量的患儿出现。孩子聚集的场所易发生集体感染，家庭也有此类发病集聚现象。大的流行过后会出现散发病例。

二、 手足口病的临床表现

（一） 一般症状

手足口病潜伏期（从感染病毒到出现症状这段时间）一般为 3 ~ 7 天，没有明显的症状，多数患儿为突然起病，而且大多数病例症状比较轻微，主要表现为发热和皮疹，低热较为常见，少数发病严重的患儿会出现高热。对诊断具有特征意义的是手心、足心、口腔内及臀等部位出现皮疹或疱疹。大多数的病例是轻症，一般 5 ~ 10 天可以自愈。所以，在手足口病的流行季节，家长应该注意患儿口腔内、舌头、手足心、臀等部位是否出现小米粒或绿豆大小、周围发红的灰白色小疱疹或红色丘疹，里面充满透明液体，皮疹壁较厚，不容易破裂，如果发现这样疱疹，就要及时到医院就诊。

由于口腔内出现疱疹，常常会疼痛，患儿流口水，不想吃饭，也拒绝喝水。手足口病的疱疹形态呈"四不像"的特点：不像蚊虫叮咬，蚊虫叮咬的皮疹是红色的，面积比较大，伴有明显的瘙痒，孩子会抓挠；不像药物疹，药疹一般是吃药后马上出现多种多样的皮疹，大多有痒感；不像口唇牙龈疱疹，疱疹性口炎一般只在口腔内出现，不会出现在手、足部位；也不像水痘，水痘也是传染性疾病，出现在全身。手足口病的部分患儿可伴有咳嗽、流涕、食欲不振、恶心、呕吐、头疼等，很像一般的感冒症状，所以在手足口病的流行季节，即便是孩子只出现这些症状，也不要忘记了手足口病方面的检查。

（二）并发症

手足口病表现在皮肤和口腔上，但病毒会侵犯心、肺、脑、肾等重要器官。本病流行时要加强对患儿的临床监测，如出现高热、白细胞不明原因增高而查不出其他感染灶时，就要警惕暴发性心肌炎的发生；如出现高热、头痛、脖子发硬、呕吐、易烦躁、睡眠不安等，可能会有脑膜的炎症；如出现呼吸困难，口唇呈青紫色，可能影响到了肺脏。少数患儿可发生急性弛缓性瘫痪，严重病例短期内会出现病情恶化甚至死亡。

三、手足口病的防治

（一）手足口病的预防

1. 手足口病日常预防

本病流行期间避免带孩子到人群聚集、空气流通差的公共场所，注意保持家庭环境卫生，居室要经常通风，勤晒衣被。

培养孩子养成注意个人卫生的好习惯，养成饭前便后洗手的习惯。对被污染的日常用品、食具等应及时消毒处理。

加强体育锻炼，增强体质。注意饮食起居，合理供给营养。保持充足睡眠，避免阳光暴晒，防止过度疲劳降低机体抵抗力。

2. 手足口病预防处方

（1）先将15克黄芪煮取其液，然后加入生薏苡仁10克，绿豆10克，煮粥食用。

（2）中药药枕：藿香、艾叶、白菊花各60克，将各味药洁净处理，去除杂质，制成药枕使用。

（3）中药漱口法：金银花 10 克，荷叶 5 克，加水煎药汁漱口。

（4）金银花 12 克，白菊花 6 克，板蓝根 9 克，竹叶 6 克，水煎服，每天 1 剂，少量频服，适用于平时健康的儿童。

（二）手足口病患儿的调护

孩子患病期间，应注意卧床休息，保持房间空气流通，定期开窗透气，保持空气新鲜。

清淡饮食，多饮温开水。患儿进食前后可用生理盐水或温开水漱口，清洁口腔，以减轻食物对口腔的刺激。

注意保持皮肤清洁，对皮肤疱疹切勿挠抓，以防溃破感染。对已有破溃感染者，可用金黄散或青黛散以香油调后敷布于患处。

（三）中医治疗

中医认为手足口病是由于外感流行性的邪毒所引起的。外界的邪毒通过小儿的肌肤或是口、鼻等部位侵入人体，深入人体内脏，主要损伤肺、脾。小儿肺脏受损伤可见发热、咳嗽、流鼻涕；脾脏受到影响可见不想吃饭、恶心、呕吐、腹泻；邪毒向上熏灼口腔，口咽部位就会出现疱疹；邪毒向外透出于肌表，常表现为手心、足心部位出现疱疹。

如不发生并发症，本病预后一般良好。轻症病例可服用抗病毒药物及清热解毒中草药，如板蓝根冲剂、双黄连口服液、蒲地兰口服液等。手足口病可合并心肌炎、脑炎、脑膜炎及弛缓性瘫痪等，故应加强观察，及时到医院就诊。

1. 辨证用药

（1）肺脾湿热型（普通病例）：一般病情较轻，一开始出现类似感冒的症状，咽痛，流鼻涕，轻微的咳嗽，发热一般是低热，口腔内、手足心及臀部出现疱疹，破溃以后形成小的溃疡，疼痛，流口水，神情倦怠，不想吃饭。舌淡红或红，苔腻，脉数，指纹红紫。治疗上宜清热解毒，化湿透邪，可用甘露消毒丹加减。中成药可选用蓝芩口服液、小儿豉翘清热颗粒、金莲清热泡腾片、抗病毒口服液等。要时时注意患儿有没有出现高热不退、精神差、恶心、呕吐、腹泻等病情加重的表现。

（2）湿热郁蒸型（普通病例）：表现为高热烦躁、持续不降，在小儿的口腔、手足、四肢、臀部都分布着较多的疱疹，而且疱疹内的液体较为混浊，口腔溃疡，精神萎靡，小便黄，大便干，舌红或绛、少津，苔黄腻，脉细数，指纹紫暗。治疗宜清气凉营、解毒化湿，可选用清瘟败毒饮加减。中成药可选用紫雪丹或新雪丹等；或选用热毒宁注射液、喜炎平注射液、丹参注射液等。

（3）毒热动风型（重型病例）：表现为高热不退，易惊，呕吐，肌肉颤动，或见肢体痿软，甚则昏蒙，舌暗红或绛，苔黄腻或黄燥，脉弦细数，指纹紫滞。治疗宜解毒清热、熄风定惊，可选用羚羊钩藤汤加减。中成药可选用安宫牛黄丸、紫雪丹或新雪丹等；或选用热毒宁注射液、痰热清注射液、喜炎平注射液等。

（4）心阳式微、肺气欲脱型（危重型病例）：表现为壮热不退，神昏喘促，手足厥冷，面色苍白晦暗，口唇发绀，可见粉红色或血性泡沫痰，舌质紫暗，脉细数或沉迟、或脉微欲绝，指纹紫暗。治疗宜回阳救逆，可选用参附汤加味。中成药可选用参麦注射液、参附注射液等。

（5）气阴不足、余邪未尽型（恢复期）：表现为低热，乏力，或伴肢体痿软，纳差，舌淡红，苔薄腻，脉细。治疗宜益气养阴，化湿通络，可选用生脉散加味。

2. 中药外治

口咽部疱疹可选用青黛散、双料喉风散、冰硼散等，每天涂搽患处 2~3 次。

第二十六节

鼻出血

　　鼻出血是小儿的常见症状。有的孩子看起来很健康，但反复发生鼻出血。有的在上课时或玩耍时，有的在晚上睡眠中，有的在感冒发热时发生鼻子出血。以上情况都会引起家长的忧虑和不安，担心孩子会发生严重的疾病。

　　鼻出血多发生于4～10岁的儿童，婴幼儿少见。本病发病与季节无明显关联，一年四季均可发病，但在冬春季节气候干燥时，更易发病。鼻出血有轻有重，轻者只有涕中带血或回吸痰中带血，重者可以反复出血导致贫血甚至休克。因此即使是反复少量的出血也不容忽视，有可能是严重出血的先兆，也可能是某些隐匿性疾病给身体发出的警告，应及时找专科医生进行检查是避免后患的首要选择。

一、 鼻出血的病因

　　90%以上的患儿出血多发生在鼻中隔前下方，因为这里有一个多血管区，由鼻腔内的动脉吻合网和静脉血管丛构成。黏膜薄，且位置靠前，容易受到损伤而发生出血，故医学上称为鼻腔易出血区。

　　鼻出血可由鼻腔局部病变引起，也可由全身疾病所引起，常见病因有以下几种。

1. 外伤

鼻子是暴露在体表的一个器官，一旦发生外伤，如打击伤、跌伤，鼻子自然首当其冲。在剧烈外伤的冲击下，黏膜下的血管就会破裂、出血。

2. 挖鼻

儿童出于好奇或鼻痒，常常喜欢用手指在鼻腔内盲目抠挖，这是一个既不卫生，又易引起鼻腔局部黏膜出血的不良习惯。

3. 急性发热性疾病

当发生高热时，全身的皮肤黏膜血管发生充血、肿胀，鼻黏膜同样发生这种病理变化，鼻黏膜急性充血、肿胀更容易造成破裂出血。因为鼻腔黏膜血管表浅，一旦发生高热，再加上用力擤鼻涕的外力作用下，黏膜下血管就会破裂出血。

4. 血液性疾病

在患某些血液性疾病的情况下，凝血机制发生障碍，如血友病、血小板减少性紫癜、再生障碍性贫血等，这些疾病不光有鼻腔出血，而且还会出现全身皮肤和黏膜的出血点。

5. 鼻炎、副鼻窦炎

发生急、慢性鼻炎和副鼻窦炎时，鼻腔或鼻旁窦内的黏膜发生充血、肿胀，不时有黏稠脓性鼻涕排出，在脓性鼻涕的刺激下，黏膜下的血管也会发生出血。

6. 维生素缺乏

维生素 C、维生素 K、维生素 P 及钙缺乏也可出现鼻出血。

二、 鼻出血的预防

1. 防止室内干燥

室内应经常通风，保持空气新鲜，为了防止室内干燥，可在地面上洒些水，或用空气加湿器，保持室内一定的湿度（以 50% ~60% 为宜）。

2. 涂油滋润鼻腔

鼻出血需要预防，尤其在秋冬干燥的季节。可在孩子鼻腔干燥时用液状石蜡、甘油滴鼻，或者用棉球蘸生理盐水擦拭鼻腔。

3. 避免鼻外伤

控制儿童的剧烈活动，避免鼻外伤。儿童鼻出血，不排除一些鼻腔局部的炎症所致，如急慢性鼻炎、鼻窦炎，剧烈活动会使鼻黏膜血管扩张，或者炎症导致鼻腔发痒，孩子抠挖而出现鼻出血。要让孩子养成良好的习惯，在鼻痒时不要抠挖。家长应勤给宝宝剪指甲，以预防宝宝在挖鼻子时发生细菌感染。

4. 饮食宜忌

秋冬天气干燥，饮食一定要注意。孩子切勿多吃易上火的食品，如过食补品和煎炸、膨化等食品，使胃火炽盛，血热妄行，引起出血。多吃新鲜蔬菜和水果，如番茄、芹菜、萝卜、莲藕、荸荠、西瓜、雪梨、枇杷、橙、橘子、山楂等，并注意多喝水，及时补充水分，必要时可服用适量维生素 C、维生素 A、维生素 B_2。

5. 预防呼吸道疾病

如果孩子患了感冒、扁桃体炎、肺炎或腮腺炎等病，都会导致鼻黏膜的血管充血肿胀，甚至造成毛细血管破裂而出血。因此，一旦孩子患上这些疾病应及时治疗。

三、 鼻出血的治疗

发生鼻出血时，如果能正确处置，鼻血是可以止住的。待鼻血止住后，再到医院查明出血原因，做进一步治疗。特别是经常无明显诱因的鼻出血一定要去医院检查，以排除一些血液系统的疾病。因为患血液病，如血小板减少性紫癜、再生障碍性贫血、血友病、白血病等，鼻出血常常是最早出现的症状；一些鼻腔、鼻窦和鼻咽部肿瘤的症状也会表现为鼻出血。那么，孩子鼻出血时，怎样进行家庭紧急处理呢？

（一）止血前的准备

首先，家长要镇静，要安慰孩子，不要在孩子面前表现惊慌失措，使孩子害怕，哭闹不安，加重出血。

其次，鼻出血的患儿应采取半卧位，同时头向前倾，以利于鼻腔内形成凝血块，促进止血。如有血液从鼻腔流入口中，患儿应及时吐出血液，以免血液进入胃内后引起呕吐。

在做好上述两项工作之后可采用下述方法进行止血治疗。

（二）止血方法

1. 指压法止血

用手指压迫出血侧的鼻前部，由于大部分鼻出血的部位在鼻中隔前端，故可用拇指和食指捏紧两侧鼻翼，压迫 5～10 分钟。大部分患儿都可以此种方法简单止血。假如压迫超过了 10 分钟后血仍未止，则可能代表着严重的出血，或有其他问题存在着，就须及时送医院做进一步的处置。

2. 冷敷法止血

在指压的同时再用冷水袋或湿冷毛巾敷于患儿的前额及后颈部，可促使血管收缩，减少出血。

3. 填塞法止血

用脱脂棉卷成如鼻孔粗细的条状，向鼻腔充填。必要时，可将云南白药、马勃、血余炭（用干净头发烧成的灰）等止血药涂于消毒棉球上，再将消毒棉球塞入出血的鼻腔内治疗。

4. 穴位敷贴止血

先用温水把患儿的脚洗净，然后将捣好的大蒜敷于足心（涌泉）处。右鼻孔出血者，应将大蒜敷于左足心处；左鼻孔出血者，应将大蒜敷于右足心处；双鼻孔出血者，应将大蒜敷于双足心处。

（三）中医治疗

中医认为，本病的产生主要有外因和内因两方面。外因是由于小儿脏腑虚弱，易感受外邪，外邪侵入人体后，容易化热、化火，引起血液妄行而出血。内因是由于脏腑功能失调或正气虚弱引起，与肺、胃、肝、肾、脾关系较密切，尤其是肺、胃。最主要的致病因素是热毒，无论是外感还是内生，皆导致肺胃热毒炽盛、上犯鼻窍，而致出血。

1. 辨证用药

中医将鼻出血分为五个证型：肺经热盛、胃热炽盛、肝火上炎、阴虚火旺、脾不统血，以下主要介绍最常见的两个证型。

（1）肺经热盛：多发生在冬春气候干燥之季，鼻血鲜红、咳嗽、鼻腔灼热是本证的要点，同时有发热，便秘，舌质偏红。鼻血点滴而出，色鲜红量少，鼻腔干燥并有咳嗽痰少，口干身热，舌边尖红，苔白脉数。治宜疏风清热、凉血止血，方用泻白散加味。中成药可选用牛黄上清丸、黄连上清丸、羚翘解毒丸。

（2）胃热炽盛：胃中素有炽热，或过食辛辣刺激之物，以致胃热炽盛，上攻鼻窍，血随热涌，妄行于外而为鼻衄。其特点是出血量大而深红，鼻干口臭，心烦口渴，爱饮水，大便干燥，舌红苔黄。治宜清泻胃火、凉血止血，选用清胃散。中成药可选用牛黄解毒丸（片）、水牛角浓缩粉（片）。

2. 饮食疗法

易发生鼻出血的孩子，还可选用以下中药食疗方，以促进痊愈和巩固疗效。

（1）鲫鱼石膏煲豆腐：鲫鱼1条（约150克），豆腐200克，生石膏30克。将鱼宰好洗净后，与豆腐、石膏同放入锅内，加适量水煲1小时，以盐调味即可食用；幼儿可只饮汤，以防鱼骨鲠喉。有清肺热、降胃火、止鼻血的功效。

（2）生地二根饮：鲜生地、鲜白茅根各30克，鲜芦根50克，水煎服，每天1剂，代茶饮，连用7～10天。能清热凉血、止血。

（3）鲜藕汁饮：鲜藕300克洗净，磨烂挤汁50～100毫升，每次50毫升，用少量白糖调匀后服。可清热解暑，凉血止血。

（4）藕柏饮：生藕节500克，生侧柏叶100克，将二药洗净，同捣烂绞汁，加温开水服。分3～4次，1天服完。可凉血化瘀止血，适用于实热衄血。

第二十七节

遗尿症

遗尿俗称尿床，通常指小儿在熟睡时不能控制排尿。3 岁以内的婴幼儿尿床是很常见的现象，这是因为脏腑功能还未健全，家长也不会认为这是一种疾病。但是随着年龄的增长，到 5 岁以后，孩子各脏器发育成熟，如果这个时候孩子尿床的现象仍然没有改善，就属于病态了，也就是得了遗尿症。

遗尿症是指 5 岁以上的孩子还不能控制排尿，夜间常尿湿床铺，并且每周多于 2 次，持续 6 个月以上。本病多见于男孩，男孩与女孩发病的比例约为 2∶1。孩子患了遗尿症家长也不要太着急，因为遗尿症会随着年龄的增长，有自愈的倾向。据统计，4 岁半时有尿床现象者占儿童的 10%～20%，9 岁时约占 5%，较 5 岁已经明显下降，而 15 岁仍尿床者只占 2%。所以说，遗尿症的患儿多数能在发病数年后自愈。但也有部分患儿，如未经治疗，症状会持续到成年以后，就比较痛苦了。

遗尿症患儿最大的危害是对孩子心理产生影响，严重影响患儿的身心健康，表现为缺乏自信心，不管在什么场合都显得比较害羞，处世能力差，不爱和别人说话，而且容易出现焦虑现象，恐惧集体生活，不喜欢和其他小朋友在一起玩，更不想在幼儿园睡觉，严重者甚至会导致孩子成年后难以与他人沟通、偏执，具有暴力倾向。

一、 遗尿症的病因

引起遗尿的原因，有些可能是继发于其他的疾病，如尿道的炎症。由于炎症的存在，一旦有尿液就会急着排出，晚上遗尿的现象常常发生。其次是隐性脊柱裂、癫痫等，患儿对排尿进行控制的神经系统出现了问题，不能自主地控制排尿，到了晚上孩子就控制不了。糖尿病、尿崩症的患儿也会遗尿，因为这些孩子尿量多，尿的次数多，常会出现尿床。但是绝大多数儿童遗尿的出现与以上的疾病无关，是出于心理因素或其他各种因素造成的，主要有以下几点。

（一）遗传因素

本病的家族发病率甚高，国外报道：74%的男孩和58%的女孩，其父母双方或单方有遗尿症的病史，提示遗传与本病有一定关系。也就是说家长小时候有尿床习惯，其孩子发生尿床的现象就高一些。

（二）膀胱的问题

1. 功能性膀胱容量减少

膀胱容量太小，容不下太多的尿液，晚上产生的尿液存不住了，就会尿床。正常孩子的膀胱容量大于350毫升，如果小于300毫升就容易出现遗尿。怎么知道孩子膀胱的容量小，很简单，即白天的时候观察孩子在憋尿的情况下尿量是否小于300毫升。

2. 膀胱功能不良

孩子膀胱功能发育不好，不能完全行使自主控制排尿的能力，就会出现应该排尿的时候没有力量排，应该储存尿液的时候又存不住，从而出现尿床。

（三）睡眠过深

根据不少家长反映，遗尿患儿夜间睡眠很深，不易唤醒，唤醒之后，往往还是迷迷糊糊。由于睡眠过深，不能接受来自膀胱的尿意而觉醒，故发生反射性排尿，遂成遗尿。

（四）心理因素

亲人的突然死伤，父母吵闹离异，与父母长期隔离，黑夜恐惧受惊，均可导致孩子遗尿。有些孩子没有养成控制小便的习惯和能力，一出现尿床，便受到家长的责备、打骂，长期处于过度紧张状态中，每天晚上睡前总要提心吊胆，生怕再次尿床，继而产生自卑心理，不但可使以往已有控制小便能力的儿童重新发生遗尿，而且还可使少数患儿在发生遗尿后，逐渐形成习惯，有些甚至长大成人仍无法改变。

（五）排尿习惯训练不良

有些患儿使用尿布时间过长，以致自幼就没有养成自己控制排尿的习惯。有的母亲训练幼儿的方法不对，夜间把幼儿唤醒后，让他坐在便盆上边玩边排尿，最后也没有看看是否已经排尿，就把孩子抱上床。这样的训练幼儿不可能把排尿与坐便盆联系在一起，构成条件反射。还有的母亲常在晚上把孩子弄醒强迫排尿，不管孩子如何挣扎、哭闹，只要没有排尿就不让孩子离开便盆，这样会使幼儿对排尿产生恐惧、紧张心理，同样不利于培养规律的排尿习惯。

二、遗尿症的防治

（一）生活要有规律

（1）应该使孩子的生活、饮食起居有规律。

（2）应避免孩子过度疲劳及精神紧张。最好能坚持睡午觉，以免夜间睡得太熟，不易被大人唤醒起床小便。应养成孩子按时睡眠的习惯，睡前家长不可逗孩子，不可让孩子兴奋，不可让孩子剧烈活动，不可看惊险紧张的影视片，以免使孩子过度兴奋。

（3）每天下午4点以后少饮水，晚饭最好少吃流质；临睡前不要喝水（夏天除外），也不宜吃西瓜、橘子、梨等水果及牛奶，以减少夜里膀胱的储尿量。

（4）要养成孩子每天睡前把小便排干净的习惯，以使膀胱里的尿液排空。有条件的家庭，应尽可能在临睡之前给孩子洗澡，使其能舒适入睡，这样可减少尿床。

（5）孩子睡觉的被褥要干净、暖和，尿湿之后，应及时更换。睡在潮湿的被褥里，会使孩子更易尿床。

（二）进行排尿锻炼

首先是锻炼建立排尿反射。从治疗开始起，要求家长每天在患儿夜晚经常发生尿床的时间前，提前1小时将患儿及时唤醒，起床排尿，使唤醒患儿的铃声与膀胱充盈的刺激同时呈现，经过一段时间的训练后，条件反射建立，患儿就能够被膀胱充盈的刺激唤醒达到自行控制排尿的目的。这时候，应将孩子完全叫醒，大一些的孩子要鼓励他自己去厕所小便，目的在于使患儿在比较清醒的情况下把尿排泄干净。

其次是进行膀胱功能锻炼，督促患儿白天多饮水，尽量延长两次排尿的间隔时间，促使尿量增多，使膀胱容量逐渐增大，鼓励患儿在排尿中间中断排尿约10秒，然后再把尿排尽，以提高膀胱括约肌的控制能力。

（三）中医治疗

中医认为，尿液的生成、排泄与肺、脾、肾、膀胱有密切关系。发生尿床的原因主要为肾气不足，肺脾气虚，肝经郁热。肾气不足是遗尿的主要病因，是先天不足，发育的不好，影响肾气固摄尿液的能力，致使膀胱不能很好地被控制而成遗尿。脾肺气虚是由后天不足引起，一些孩子频繁地得肺炎或是腹泻，时间长了导致脾气及肺气亏虚，不能控制人体内水的运行而出现尿床。肝经郁热多是因为小儿情志不畅，精神不放松，老是郁闷，就形成了郁而化热，影响到膀胱，膀胱不能控制排尿而成遗尿。

1. 辨证用药

（1）肾气不足：患儿多发病时间较长，夜尿多，一晚上可以尿好几次，全身虚寒的表现较为突出，如精神差、没力气、面白、手足凉等。治疗宜温补肾阳，固涩小便，可选用桑螵蛸散。

（2）脾肺气虚：表现为睡中遗尿，尿频量多，平常孩子少气乏力，容易出汗，容易感冒。治疗宜益气健脾，固涩小便，可选用中成药缩泉丸。

（3）肝经郁热：表现为小儿脾气急躁，往往会出现小便次数多，每次尿量并不多，而且尿有一种臭味。治疗宜清肝经湿热，可服用中成药龙胆泻肝丸。

2. 饮食疗法

补骨脂 3～10 克，粉碎后炒鸡蛋，连吃 10 天。中药补骨脂可补肾温脾，主治肾阳不足引起的尿频、遗尿。

第二十八节

多动症

多动症又称为注意力缺陷多动症，或脑功能轻微失调综合征，是一种常见的儿童行为异常疾病。这类患儿的智力正常或基本正常，但学习、行为及情绪方面有缺陷，主要表现为注意力不集中，注意短暂，活动过多，情绪易冲动，学习成绩普遍较差，在家庭及学校均难与人相处，日常生活中常常使家长和教师感到没有办法。

一、 多动症的原因

不同年龄孩子的注意力维持时间是不同的。3～6 岁孩子的注意力在 5～15 分钟，上小学之后孩子的注意力可以延长到 20 分钟或以上，这尤其指当孩子完成困难任务的时候。当他们在做自己喜欢的事情时，可以维持的较久，如看动画片、玩自己喜欢的玩具等。如果连做这些事情的注意时间都达不到，就会出现一些问题。导致孩子多动症的原因是多方面的。

（一）生理方面

由于孩子大脑发育不完善，神经系统兴奋和抑制过程发展不平衡，从而自制能力差。孩子在 6 岁之前，很难长时间保持注意力集中，这是正常的。只要教养得法，随着年龄的增长，绝大多数孩子能做到注意力集中。

（二）病理方面

轻微脑组织损害、脑内神经递质代谢异常等可引发儿童多动症，主要表现为注意力不集中、活动过多、冲动任性、情绪不稳、行为异常、学习困难等；神经根结构或功能异常可引发儿童抽动症，除了主要表现为交替出现注意力不集中的刻板式眨眼、皱眉，努嘴，清嗓音，扭脖子，耸肩，甩胳膊，踢腿外，也常伴有注意力不集中。另外，有听觉或视觉障碍的孩子也会被误以为充耳不闻，不注意听或视若无睹，缺乏学习意愿。这些情况只有在专科医师指导下经治疗才能改善。

（三）饮食与环境方面

糖果、含咖啡因的饮料或掺有人工色素、添加剂、防腐剂的食物，会刺激孩子的情绪，影响专心度。此外，环境污染造成血液中铅含量过高也有影响。

（四）家庭方面

教养态度与家中生活习惯对孩子的行为影响极大，也常是影响孩子最主要的因素，但"当局者迷"，往往无法客观地找出问题的症结所在。从下列几个方面来观察，也许可以找出一些原因。

家长教养态度是否一致？家长是否太宠爱孩子，缺少行为规范？是否为孩子买过多的玩具或书籍？（外在刺激太多，玩具一换再换。）家庭生活节奏是否太快？家里的活动是否太多？孩子在学习的过程中是否积累了不愉快的经验？孩子是否有情绪上的压力？家长或老师是否过多地批评、数落孩子？孩子是否受到太多不良信息的影响？

二、 多动症的防治

（一）理解孩子

孩子的注意力是有选择性的，这是正常的。孩子更容易对自己感兴趣的事情投入注意力，对相对来说困难的任务或自己不感兴趣的事情则比较难以集中注意力；比如看动画片，电视画面一般来说是快速转换的，并且形象鲜明，使孩子的注意力能够跟随；孩子可以动手玩玩具，这就跟他所做的事情之间发生了互动，容易调动孩子的兴趣；而做作业，对孩子来说会是困难的、需要时间的，要有意识地引导孩子的注意内容。

（二）合理引导

1. 营造安静简单的环境

在孩子注意力发展的过程中，在孩子完成任务或者自己探索的时候，需要给孩子安静的环境，对于孩子集中注意力并且有意识地发展注意力有很好的帮助。因为儿童注意力的稳定性比较差，会因为受到新的刺激而发生转移，所以应该尽可能排除能分散孩子注意力的因素，保护孩子注意力的稳定性。孩子完成任务和自发探索的地方应相对安静，在孩子进行的过程中也要尽量避免对其进行打扰，还要把一些花哨的小装饰品和小零食等拿开，大人也要避免在这个时候去"关心"孩子，如"你喝点牛奶吧！""你在干什么呢？要不要帮忙？""你帮我做个事情吧！"保护好孩子专心做事时宝贵的注意力。

2. 过有规律的生活

有规律的生活有助于增加注意力的稳定，也要保证孩子的生活动静相宜，不同性质的生活之间有所转换，但不要强求刚做完运动或处于兴奋状态的孩子马上安静下来，从事较难的学习任务，这也是违反神经生理规律的。另外，孩子的注意力保持时间也是有限的，切忌强迫孩子一直坐着，这样反而会适得其反。

培养孩子一次只做一件事情的习惯。人注意力的有效性是有限的，分配在性质不同的事情上面，会严重消耗注意力的有效性，尤其是孩子的注意力正在发展过程中，同时进行多件事情，会损害注意的有效集中。所以，当孩子玩玩具的时候，要关掉电视机；做作业的时候，不要放音乐等。

3. 跟孩子一起玩游戏

跟孩子一起玩锻炼"自我约束力"的游戏，可以有意识地设置一些情境帮助孩子增强多刺激下的自我约束能力，遵循循序渐进的过程。比如做"音乐木头人"的游戏，当音乐响起来的时候，大家一起做各种有趣的动作；当音乐暂停的那一刻，大家要静止不动，坚持一定时间，直到音乐再次响起。如果谁动了，可以有一个小小的惩罚。

也可以跟孩子一起看一张图片，之后把图片移走，跟孩子一起讲讲图片中的东西，讲得多的人可以获得"积分图标"（即小贴画，是 3~6 岁孩子喜欢的"精神奖励"），这样也可以锻炼孩子的注意广度，而注意广度是注意力品质的一个非常重要的指标。

4. 适当进行体育锻炼

鼓励孩子从事所喜爱的中等强度的体育锻炼，运动可以促进注意力的品质，也可以释放掉一些孩子的能量，对保持注意力的状态有促进作用。当然，运动时全力投入协调身体的能力，也会被孩子转移到其他活动中去，所以规律地从事体育锻炼，对孩子的注意力发展有帮助。

（三）中医治疗

多动症可归属于中医"脏躁""躁动""健忘"等范畴。病因主要有先天禀赋不足或后天护养不当、外伤、情志失调等。其病位在心、肝、脾、肾四脏时，以脏腑功能失常、阴阳失调为主要病机。

1. 辨证用药

中医擅长辨证论治，根据孩子的不同表现和体质特点可将此病分为不同的证型，如心脾两虚、心肾两虚、肝肾阴虚等。而不同的证型可对应相应的治法，比如心脾两虚应以益气养心为主，心肾两虚则应温肾养心，肝肾阴虚应以柔肝养阴，按照中医以法统方的原则可分别对应用归脾汤、肾气丸和逍遥散为主方来治疗，需要家长注意的是中药治病都是因人而异的，不能生搬硬套，最好带着孩子请儿科中医师进行辨证治疗。

2. 饮食疗法

在日常护理中也可选用一些食疗方，药食同源，更宜于为孩子和家长所接受。

（1）枸杞兔肉汤：兔肉 50 克，怀山药 20 克，枸杞子 10 克，生姜 1 片，以上食材共放入炖盅内，加开水适量，炖 2 小时，调味食用，适用于脾肾两虚患儿。

（2）核桃仁五味子茶：核桃仁 15 克，五味子 5 克，同置锅内加适量清水，文火煎煮 45 分钟，取汁调入蜂蜜或冰糖适量，代茶饮用，适用于脾肾两虚患儿。

（3）猪肉牡蛎汤：瘦猪肉、鲜牡蛎肉（生蚝肉）各 50 克，生姜 1 片，以上食材共放砂锅内加水武火煮沸后，文火煮 45 分钟，调味食用，适用于注意力缺陷伴多动患儿。

（4）猪心莲子汤：猪心 1 个，莲子（不去心）50 克，桂圆肉 10 克，以上食材共放砂锅内加清水适量，武火煮沸后，文火煮 2 小时，调味食用，适用于心脾气虚患儿。

（5）百合生地鸡蛋汤：百合、生地黄各 15 克，共放砂锅内，加清水适量，武火煮沸后，文火煮 2 小时，放入鸡蛋 1 个搅匀，加入蜂蜜，适用于心脾不足、心神不宁患儿。

第二十九节

寄生虫病

寄生虫病是寄生虫寄生在人的身体里所引起的疾病。我国由于卫生条件的改善，特别是在城市里，寄生虫病的发病率已经很低，但是在一些卫生条件比较差的农村仍然会有寄生虫病的发生，危害孩子的健康。

肠道寄生虫的种类多，如蛔虫、钩虫、蛲虫、绦虫等。寄生虫进入人的肠道后进行繁殖，出现寄生虫病。肠道寄生虫的危害性很大，会导致胃肠道症状，如腹痛、呕吐、消化不良等，时间长了会出现营养不良。不同的肠道寄生虫还会造成不同的危害，不仅引起消化不良，有的还会引起脑部的疾病。我国是寄生虫病严重流行的国家之一，由于农村卫生习惯的影响，防治形势依然十分严峻。

一、 寄生虫病的病因

大多数肠道寄生虫感染总是同当地的卫生条件、生活习惯、健康意识、经济水平和家庭聚集性等因素有关，所以在农村，特别是家里人口多、卫生管理不好的地方发生的就多一些，人们的生产和生活习惯是流行病学上的重要的因素。

大多数寄生虫病的发生是由于不良的饮食习惯引起的，比如食用未经清洗的瓜果，生吃蔬菜，喝生水，饭前、便后不洗手等均可使虫卵通过食物、水源、食具而进入肠道。虫卵进入人体后在人的肠道内吸收营养，逐渐发育为成虫，这些长大的虫子也会繁殖出一些小寄生虫，然后通过人的大便排出虫卵，成为新传染源。排出的虫卵会污染水源或土壤，或施肥时直接或间接地污染蔬菜、瓜果、食具等。在部分农村地区，由于没有自来水，人们都在同一条河流中淘米、洗菜、洗马桶等，这就大大增加了肠道寄生虫病的感染率。

二、 寄生虫病的症状

不同的肠道寄生虫可导致不同的症状，介绍几种较为常见的寄生虫引起的症状。

（一）蛔虫病

蛔虫病是最常见的人体肠道寄生虫病。儿童、体弱或营养不良者出现机会多。孩子感染蛔虫后，以反复发作的脐周痛较常见，孩子老是说肚子痛，问他哪里痛，就指肚脐眼，且伴食欲差，不想吃饭，吃多了就会恶心、呕吐。有的孩子会有腹泻或者会出现大便偏干，有时可出现精神不安、烦躁、磨牙等。严重感染者，特别是儿童，常可引起营养不良，时间长了还会影响到孩子的智力和身体发育。部分患儿可出现过敏反应，如顽固性荨麻疹，出现皮疹瘙痒。

有的孩子脸上会出现圆形或椭圆形斑片，淡白色，边缘清楚，有的孩子眼睛里出现黑色的小斑点，民间认为，这是孩子肚子里有蛔虫寄生的标志，称之为虫斑。其实并非如此，医生化验了不少长有"虫斑"孩子的大便，并未找到蛔虫卵，所谓"虫斑"实际上是一种皮肤病。

（二）蛲虫病

蛲虫，外形恰似一条白线，是寄生在肠道内的小型线虫。当人睡眠后，雌蛲虫跑到肛门外大量排卵，排出的卵就黏附在肛门周围的皮肤上，主要引起肛门和会阴部皮肤瘙痒，孩子往往会抓挠，而引起的继发性炎症，还常会有烦躁不安、失眠、夜惊等表现。

（三）钩虫病

钩虫病为人体常见且危害较严重的肠道寄生虫病。钩虫随人的粪便排出体外，在土壤中繁殖。当土壤中的钩虫与人体皮肤接触后，虫体经过人的毛孔或皮肤破损的地方钻入人体。感染初期，感染部位有奇痒和烧灼感，继而出现小出血点，有些孩子会因为有些痒而去抓，如果皮肤抓破了可能会继发细菌的感染，出现皮肤红肿。患病初期可以出现有肚子痛、大便黑等症状，查大便常规会出现潜血阳性，严重的患儿会因为肠道的出血时间长而出现贫血。有些患儿还会表现出来喜欢吃一些生米、生豆，甚至泥土、碎纸等，称为"异嗜症"。贫血为钩虫病的主要症状，重度贫血患儿皮肤苍白，甚至是蜡黄色，还经常会出现头昏、没力气、一活动就心慌。

三、 寄生虫病的预防

人体寄生虫发病的因素很多，饮食不洁、体质偏弱是导致寄生虫致病的主要因素，所以，夏季饮食一定要注意个人卫生，饭前便后洗手，不吃生菜及未洗净的瓜果，不饮用生水，减少虫卵入口的机会。

不随地大便，妥善处理好粪便，切断传染途径，保持水源及食物不受污染，减少感染机会。

防止"虫从口入"，应彻底煮熟食物，尤其是进食烧烤或火锅时。有些民间说法并不科学，如"生吃螃蟹活吃虾"就是不正确的。一些螺内有寄生虫存在，吃到肚子里对人体的危害也有所不同。家里做饭生、熟厨具要分开。

四、 寄生虫病的治疗

如果患儿出现寄生虫疾病相关症状需要到医院明确诊断，并在医生的指导下进行治疗，治疗过程中出现新情况需及时复诊。

（一）西药驱虫

使用驱虫药治疗肠道寄生虫病，我们最常用的驱虫药就是肠虫清，一般在睡前空腹服用效果较好。提倡集体驱虫，尤其是在中小学生群体中，既可对已感染者进行集体治疗，又能对未感染者进行预防，这样可彻底根除感染源。

（二）中药驱虫

1. 化虫丸

每次服 2~8 克，每天 1~2 次，空腹或睡前服。用于肠蛔虫证。

2. 使君子丸

每次服 6~10 克，每天 1 次。用于肠蛔虫证。

3. 蛲虫栓

每次 1 粒，夜间纳入患儿肛门 2 厘米处，连用 3 天。用于蛲虫病，杀虫止痒。